Renée Pelletier

AVANT DE TOURNER
LA PAGE

Suivre le courant de la vie

Préface de Jean Monbourquette

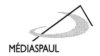

MÉDIASPAUL

Les Éditions Médiaspaul remercient le ministère du Patrimoine canadien, le Conseil des Arts du Canada et la Société de développement des entreprises culturelles du Québec (SODEC) pour le soutien qui leur est accordé dans le cadre des Programmes d'aide à l'édition.

Données de catalogage avant publication (Canada)

Pelletier, Renée, 1952-

    Avant de tourner la page: suivre le courant de la vie
    (Vivre plus; 16)

    ISBN 2-89420-531-7

    1. Événements stressants de la vie — Aspect psychologique. 2. Maladies graves
— Aspect psychologique. 3. Cancer — Aspect psychologique. 4. Vie — Philosophie.
5. Vie spirituelle. 6. Pelletier, Renée, 1952- . II. Titre. III. Collection.

BF637.L53P44 2002   158   C2002-941860-7

Composition et mise en page: *Médiaspaul*

Illustrations et photos: *Renée Pelletier*

Photo de l'auteure: © *Actualité médicale*, Jean Aubry

Maquette de la couverture: *Summum Grafix Studio*

ISBN 2-89420-531-7

Dépôt légal — 4ᵉ trimestre 2002
Bibliothèque nationale du Québec
Bibliothèque nationale du Canada

© 2002 Médiaspaul
          3965, boul. Henri-Bourassa Est
          Montréal, QC, H1H 1L1 (Canada)
          www.mediaspaul.qc.ca
          mediaspaul@mediaspaul.qc.ca

          Médiaspaul
          48, rue du Four
          75006 Paris (France)
          media.arp@wanadoo.fr

Imprimé au Canada — Printed in Canada

À Geneviève et à Guillaume,
mes fleurs d'espoir
et mes rayons de soleil.

PRÉFACE

L'ouvrage de Renée Pelletier révèle sa grande générosité

Je le trouve généreux parce qu'écrit
malgré la peur au ventre
malgré la fatigue physique et morale
malgré la souffrance paralysante
malgré l'absence de présences

Je le trouve généreux
dans l'étalage minutieux des états d'âme de l'auteur
dans la fluidité des émotions et des sentiments
de son cœur
dans la poésie forte et simple tout à la fois
dans la profusion des images tirées de la nature

Je le trouve généreux
par l'incessante recherche de l'étincelle de vie
par l'espérance toujours courageuse
par le ton intime et complice
par la poursuite de l'indicible

Je le trouve généreux
avec ses dessins timides et ses photos légendées
avec son incessant désir d'engager le dialogue
avec sa spiritualité au long du chemin
avec ses réflexions sapientielles sur le temps,
la vie et la mort.

Il m'a fait du bien à l'âme et au cœur.

Jean Monbourquette
auteur du livre
De l'estime de soi à l'estime du soi

Introduction

Assise devant la terrasse encore vide d'un café-boulangerie, je regarde défiler les voitures. Le Mont-Royal tapisse l'horizon et paraît envelopper le tableau qui s'offre à moi. D'où viennent tous ces gens? Où vont-ils? Pour quelques instants, ils sont immobilisés au feu rouge. Un temps d'arrêt, puis, ils repartent vers leur destination, chacun sa route, chacun son chemin. Au milieu de ce tableau plein de mouvement et plein de vie, combien de sourires, combien de solitudes, combien de larmes? Ils filent; le temps file aussi. Le temps de leur vie file.

Autour de moi, des voix, des odeurs et soudain la sonnerie chantante d'un cellulaire. Juste à côté, une jeune dame seule semble regarder la même scène que moi en sirotant son café au lait. Un homme lit son journal; sa copine paraît attendre... qu'il lui parle. Il poursuit sa lecture. Un père de famille raconte à un ami et avec enthousiasme la surprise de son jeune fils qui, après une longue nuit de route, s'est ouvert les yeux, au matin, sur une plage ensoleillée du Sud. C'était son cadeau de fête. Un peu plus loin, un homme et une femme sont là face à face; leur café est terminé. Ils semblent n'avoir rien à se dire. Leur silence pèse lourd même autour d'eux. Des amis bavardent et l'un d'eux s'exclame avec fermeté: «Je vous le dis, moi, dans la vie, quand le train passe, il faut le prendre.» Un peu plus loin, deux hommes semblent discuter d'un contrat à voix basse. Tout à côté, deux dames ont étalé leurs cartes touristiques et préparent joyeusement leur itinéraire de voyage. Chacun s'arrête ici pour une pause-santé, pour un moment de repos ou de rencontre ou encore pour refaire l'approvisionnement en pain quotidien. Les gens viennent, partent et y reviennent au fil des jours, au fil des jours de leur vie.

L'espace d'un instant, mon regard se pose sur une table vide. C'est à cette table que je t'ai rencontrée pour la première fois, toi, l'amie d'une amie. On s'était déjà parlé au téléphone, mais allait-on se reconnaître? Oui, très facilement et ce, dès le moment où nos regards se sont croisés. C'était il y a sept mois. Je me rappelle ton sourire, la détermination et l'espoir qui t'animaient. À l'aube de la cinquantaine et malgré tes derniers résultats médicaux, tu espérais guérir, tu espérais encore tellement guérir. La maladie t'a emportée, il y a à peine quelques semaines. L'amitié demeure dans mon cœur, mais la table, elle, reste vide aujourd'hui.

Moi, je suis là et j'écris. Progressivement, mon oreille se fait plus distraite aux bruits environnants; mon regard fixe la nouvelle page blanche de mon cahier. Le vide... le vide de l'absence, le vide du cœur qui recherche une présence.

Tout à coup, une image du passé se faufile comme une séquence de film. On est ensemble mon copain et moi, assis dans un coin du jardin. On parle de nos projets d'avenir: on se mariera, on habitera à la campagne, tu seras cultivateur, moi je vendrai nos fruits et légumes et ferai notre pain. On aura plusieurs enfants. Les moments passés ensemble étaient tellement précieux et toujours trop courts. D'une rencontre à l'autre, nos projets et nos rêves se développaient et grandissaient. Tout n'était qu'une question de temps. Tu étais mon premier amour. Les gens autour de nous savaient-ils ce que nous vivions? Je ne crois pas. C'était notre secret. Puis un jour, on m'a annoncé que tu étais parti, que tu étais... mort: tu venais de te noyer à la campagne. On m'a raconté comment cela était arrivé. Je ne sais pas, je ne sais plus trop ce qui s'est alors passé en moi. Je me revois au salon funéraire, plantée et immobile à côté de toi couché dans un cercueil. Tes yeux étaient fermés, tu ne souriais plus, tu ne bougeais plus, tu ne respirais même plus. Pourquoi, pourquoi? Je ne comprenais tout simplement pas ce qui s'était passé. Et nos projets? Et notre rêve? Toute seule, je me suis réfugiée à côté du grand livre où tout le monde avait écrit. Mon cœur d'enfant de cinq ans ne saisissait pas comment on ferait pour t'envoyer ce grand cahier plein de noms. Des larmes coulaient sur mes joues, mais surtout derrière mes joues et dans mon cœur. En dedans de moi, j'avais terriblement mal et je me sentais tellement seule maintenant que tu étais parti, toi mon copain, mon ami de six ans et demi. Tu ne seras pas là à ta fête de sept ans. Qu'est-ce que j'y ferai, moi, toute seule, à cette fête?

La vie a continué de couler et j'ai tourné la page. J'ai si bien tourné la page sur cette immense peine d'enfant que j'ai réussi à l'oublier durant plus de… quarante ans. Il y a quelques années, un beau matin, le vent a retourné cette page de ma vie. Après de nombreuses recherches, j'ai retrouvé, au milieu d'un cimetière de campagne, l'endroit de la mise en terre de Jean-François, au pied d'un monument d'enfant-ange tout blanc. Mon cœur d'enfant l'a retrouvé et lui a parlé: «Je t'ai apporté des fleurs, Jean-François, au nom de notre amitié et de notre amour.» Je venais de franchir un pas important sur le chemin du deuil. Cette blessure d'enfance m'a certainement marqué le cœur pour la vie. Notre projet de vie mort et enterré a-t-il laissé des cicatrices sur mon propre projet de vivre? Ce fut un chapitre important de ma vie d'enfant, une grande page de ma vie et de mon histoire.

Notre vie est un livre, un grand livre parfois ouvert et souvent fermé. Dans les moments de joie et de bonheur, on aimerait revivre les mêmes chapitres plusieurs fois. Dans les moments difficiles et douloureux à vivre, on aurait des fois le goût d'arracher et de froisser des pages. On rêve parfois même de recommencer, de reprendre à zéro tout un chapitre de notre vie.

On dit, on entend et même on se répète intérieurement qu'il nous faut désormais oublier, se dire que c'est fini, que c'est du passé et que maintenant, autre chose nous attend, que demain, tout ira mieux et qu'il nous faut pour cela *tourner la page*. C'est vrai en partie, mais il y a un *mais*! Justement, parce qu'il nous faut tourner la page et que notre vie est une grande histoire, une histoire personnelle et unique, comment pouvons-nous éviter de puiser dans notre vécu si nous voulons poursuivre notre route, poursuivre notre histoire, la nôtre?

La maladie, et plus particulièrement la réalité du cancer, a été pour moi une grande école de... plongée intérieure. J'ai pleuré, crié, hurlé et eu très peur, souvent dans le silence et en frappant sur les murs intérieurs de mon cœur. Je me suis souvent sentie dans un labyrinthe dont je ne trouvais pas l'issue. Puis, un chant d'oiseau, une musique, un regard d'enfant, une feuille dans le vent, une main tendue m'ont redonné confiance en la vie et en moi. J'ai progressivement constaté et surtout ressenti à quel point l'histoire du livre de notre vie est une histoire de cœur.

Notre plume est branchée sur le cœur d'une façon privilégiée. Elle peut mettre en mots ce que le cœur et l'âme vivent et ressentent. Le grand livre de notre vie nous appartient, mais il nous revient personnellement de l'ouvrir par moments et de le partager. Les chapitres qui suivent se veulent un témoignage illustrant un parcours, un cheminement et des réflexions personnelles.

D'un café à l'autre, du pied d'un arbre à l'autre, d'un banc de parc à l'autre, j'ai marché et j'ai encore marché, cahier sous le bras, sac au dos et bottines aux pieds. J'ai écrit les pages qui suivent la plume vraiment branchée sur le cœur, un cœur tantôt en errance, tantôt en panne, tantôt en convalescence ou débordant de joie, toujours en quête de chaleur, de lumière et d'espoir. Chaque chapitre contient un témoignage suivi de textes écrits au fil des jours, le tout coiffé d'une réflexion lancée au lecteur.

Avant de tourner la page, cette page, il suffit peut-être d'ouvrir notre cœur et d'oser... oser, tout simplement.

Chapitre 1

C'est bien vrai...

Ce que je vis

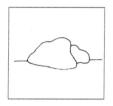 Tôt le matin, je me rendais au travail en voiture. Devant moi, un passage à niveau et, un peu plus loin, des feux de circulation. Les voitures ralentissent, chacune s'assurant d'être en zone sécuritaire au cas où la barrière descendrait durant le feu de circulation rouge. Je suivais jusque-là la voiture précédente, puis, jugeant l'espace trop juste, je décide de demeurer de ce côté-ci du passage à niveau, le temps que le feu de circulation ne se mette au vert et libère ainsi la voie. La barrière du passage à niveau est levée. Rien ne clignote, j'attends que le feu de circulation change pour avancer. Par mon rétroviseur, j'aperçois une ambulance derrière moi; je constate avec curiosité qu'elle recule et recule encore. Mais pourquoi donc? Je ne vois pas le chauffeur, mais quelque chose me dit intérieurement qu'il recule pour que je puisse aussi reculer, ce que je m'empresse de faire. Tout à coup, j'entends un *bang*. C'est la barrière du passage à niveau avec ses lumières rouges clignotantes qui vient de descendre sur le capot de ma camionnette, juste devant le pare-brise, accrochant sur son passage l'antenne de la radio. J'avais remarqué et observé la barrière relevée en sens inverse, mais pas celle de mon côté. Je ne la voyais pas, tout simplement, parce que j'étais juste dessous. Mauvais calcul, distraction, quoi qu'il en soit, j'ai le cœur qui me débat. Très ra-

pidement, le train passe devant moi à toute vitesse. Merci à l'ambulancier d'avoir reculé et à ma petite voix intérieure qui m'a fait obtempérer d'en faire autant. Ça aurait pu être catastrophique!

L'incident de ce matin-là a réveillé en moi le souvenir de moments de grands chocs et plus particulièrement celui de 1980, alors que j'étais une jeune médecin de 28 ans, occupant un poste de coopérante en Afrique.

Réflexion et extraits de journal

31 décembre 1979
Afrique, Guinée-Bissau, médecin coopérante

Je suis à Bissau. Avant de tourner la dernière page de 1979, je veux m'arrêter un moment. C'est pour moi une coutume, un besoin. À chaque 31 décembre, je repasse mon année; je revis en pensée les derniers mois qui viennent de s'écouler. Décembre 1976, j'étais à Montréal; décembre 1977, à Nsimalen, au Cameroun; décembre 1978, en Guinée-Bissau, en milieu rural, à São Domingos, près de la frontière du Sénégal; décembre 1979, à Bissau.

En pensée, j'ai fait le tour de la famille, des parents et amis du Québec, des nouvelles rencontres en Guinée, des collègues coopérants sur le terrain, des moments importants, des grands instants de joie, des événements imprévus, des différentes rencontres, bref, de toute la richesse du vécu de cette année qui va s'envoler dans quelques heures.

1979: je crois avoir avancé sur le chemin et le sentier de ma vie. Même les jours plus gris étaient probablement nécessaires. Au seuil de cette nouvelle année, je te dis merci, Seigneur, pour la vie et la santé. Je ne sais ce que me réserve 1980, mais je sens que j'aurai besoin de ta présence.

1980: qu'est-ce qui m'attend côté amour, famille, travail…? 1980, je te demande de m'aider à vivre au jour le jour, à accepter ce que tu me réserves avec calme, sérénité et sagesse, à grandir un peu plus chaque jour, à aimer les autres toujours un peu mieux, à passer à travers les durs moments, à toujours croire en demain et à être sincère et honnête avec les autres et aussi avec moi-même. Je te fais confiance, 1980. Je t'accueille à bras ouverts. je suis prête à te vivre, à poursuivre mon chemin durant ces 365 jours. Que seras-tu, 1980? Je sens que tu seras *l'année la plus importante de ma vie* et j'accepte d'entrer dans la course. Bonne chance. J'ai dessiné une fleur ainsi que plein de points d'interrogation et j'ai inscrit «croire, accepter et garder espoir en demain».

Sur le coup de minuit et selon la tradition de la capitale, des pétards ont éclaté. Tout le monde s'est retrouvé dans la rue, à l'extérieur des maisons. Il y a eu quelques feux d'artifices; les cloches des églises sonnaient, la sirène du port de Bissau sifflait, on entendait crier les gens un peu partout, puis la musique et le tam-tam ont pris la relève. Un air de fête: minuit venait de sonner. Des moments uniques de passage à une nouvelle année en Afrique.

4 avril 1980 (veille de mes 28 ans)

Je quitterai la Guinée-Bissau, le sol africain, d'ici quelques minutes. Salut, vous tous que j'ai aimés et que j'aime. Je n'ai qu'un souhait: revenir. Je laisse une petite rose sur ma table de travail avec l'espoir de vous retrouver le plus tôt possible pour un an ou deux encore. Je termine un contrat, mais j'espère du fond du cœur revenir pour travailler cette fois-ci au projet national de soins de santé primaires. Un nouveau rêve! À très bientôt, je l'espère!

29 avril 1980, Montréal

Je suis allée passer les examens médicaux de routine que doivent subir les coopérants à leur retour du terrain.

1er mai 1980

Je commence un nouveau cahier de mon journal. Sur la première page, j'ai inscrit: «Accepter de vivre sans savoir ce que demain nous réserve» et j'ai ajouté: «Un autre grand livre qui devrait durer plusieurs mois». Quand terminerai-je ce cahier? Où serai-je? Terminerai-je même ce cahier? On ne sait ce que nous réserve demain. Dans ma tête et dans mon cœur, il y a plein de questions.

5 mai 1980

J'ai reçu un appel de la secrétaire du médecin. Ce dernier voudrait me revoir demain. Pourquoi me fait-il venir? Tout résultat banal aurait pu m'être transmis par téléphone. Ça m'inquiète beaucoup! Que penser? Il ne faut pas s'énerver, mais il faut penser à tout, même au pire! J'ai hâte et... pas hâte de savoir. Il me faut peut-être vivre cette inquiétude à un moment donné, comme individu et comme médecin. Tout à coup, comme pour me rassurer, m'est revenue l'image du 8 avril dernier alors que j'étais au Cap-Vert sur l'île de São Vicente. Mon père dira, en voyant la photo prise au sommet de la montagne principale située au milieu de la ville: «On dirait une femme bionique, bronzée, souriante et heureuse.»

6 mai 1980, baptisé *jour de la claque*

J'étais à l'hôpital à 8 h. Attente impatiente et anxieuse du médecin. Il m'a dit: «Il y a deux résultats positifs: des parasites intestinaux, faciles à traiter et...» En une fraction de seconde, j'ai vite compris que l'autre résultat positif, c'était la radiographie pulmonaire, ce qu'il m'a confirmé l'instant d'après. Sur un bout de papier, il m'a alors dessiné ce que la radiographie avait révélé: une grosse tuméfaction (lire masse) médiastinale, juste derrière le sternum. Au moins trois possibilités de diagnostic: thymone, tératome, origine ganglionnaire ou autre. Du plus banal au... j'ai vite complété la phrase intérieurement. «De toute façon, il faut envisager une chirurgie exploratoire pour préciser le diagnostic.» Ca m'a donné une grosse, une immense claque. Je me sentais mal et lessivée. Il parlait du choix de l'hôpital et du chirurgien. Je crois que je n'entendais plus rien. Je ne croyais pas à ce qui m'arrivait. «Est-ce que je rêve? Ça ne se peut pas!» Mon cœur voulait éclater, mes yeux étaient voilés. Je me suis quand même rendue à l'organisme de coopération; j'ai averti les gens que, pour quelque temps, je disparaîtrais de la circulation. En quittant les locaux, j'ai jeté un regard sur la bâtisse de l'ONG et son logo. En une fraction de seconde, tout venait de basculer, de changer. Tout à coup, plus rien n'était comme avant.

De retour chez moi, je me sentais perdue et une immense sensation de solitude s'appesantit sur moi. Et j'ai pleuré, pleuré à chaudes larmes devant cette réalité qui me tombait dessus. Tout ce que je veux, c'est vivre, VIVRE! Quoi dire à qui et comment dire? J'ai appelé mon grand ami et je crois bien avoir mouillé et noyé le téléphone ce jour-là. Moi qui avais le cœur plein de projets et qui ne rêvais que de retourner en Afrique, tout à coup, tout venait de s'écrouler et je ne savais même pas si je serais encore vivante dans un an. Je me disais: «Je ne dois pas flancher, je dois rester forte quoi qu'il arrive.» Ce soir-là, les paroles «Que ta volonté soit faite» du Notre Père résonnaient amèrement en moi. Ce n'est pas facile, j'ai peur comme une enfant. Je ne pouvais effacer de ma tête l'image radiologique de la masse que je portais en moi, sans le savoir, sans l'avoir sentie et sans la ressentir: une masse sournoise, *grosse comme une grappe de raisin*, a dit le médecin, et qui est là, silencieuse, derrière mon sternum. Le soir de l'annonce, j'écrivais: «Vivre chaque jour, maintenant ça prend tout un sens pour moi. Je ne puis vivre que d'espoir.»

7 mai 1980

J'explique à ma mère que l'on m'a trouvé un *petit quelque chose* à la radiographie pulmonaire et que je dois être hospitalisée pour une série d'examens. Je ne voulais pas l'inquiéter avant le temps et je crois que ça a réussi, sur le coup et pour un moment.

8 mai 1980, réveillée par le téléphone

Mon père, alors âgé de 61 ans, était revenu malade en soirée la veille et venait de faire un infarctus durant la nuit, comme ça, sans aucun signe avant-coureur. Je l'ai retrouvé aux soins intensifs; il avait les larmes aux yeux et pleurait tout doucement comme je ne l'avais jamais vu. Il avait visiblement eu peur, très peur de mourir. C'était un dur coup pour lui. Je regardais les salles de soins intensifs: c'est là que je viendrais à mon tour comme patiente d'ici quelques jours, après ma chirurgie, dans ce même hôpital, dans ces mêmes murs. Mon père était là, couché. Alors que je lui tenais la main et que j'essayais de le rassurer et de l'encourager, la réalité, ma réalité, me martelait en dedans. Il ne savait pas encore que, quelques heures auparavant, j'avais appris que j'avais une masse médiastinale suspecte et que j'ignorais la suite. Mais qu'est-ce qui nous arrive tout à coup comme ça, à quelques heures d'intervalle? Il avait besoin de s'assurer que je m'occuperais de ses affaires. Mon sentiment de responsabilité a pris le dessus. «Il faut te reposer, papa, c'est tout ce qui compte pour l'instant; on s'occupe du reste.»

J'avais l'impression de vivre un rêve. C'est quoi tout cela? Un immense défi, un grand jeu d'échecs ou bien un château de cartes qui s'écroule? Les images se bousculaient dans ma tête. Non, c'est notre réalité, c'est ma réalité actuelle. Je me disais qu'accepter le contrat de la vie, c'est accepter de vivre jusqu'à la mort, c'est constater que la maladie et la mort ne sont pas uniquement pour les autres. Si je peux passer au travers, j'aurai compris beaucoup de choses. Au moment de me coucher ce soir-là, j'ai regardé le téléphone, sachant très bien que si la condition de mon père se détériorait, je serais la première appelée.

11 mai 1980

J'ai fait ma valise. Je suis prête à partir, pas pour l'Afrique comme je le souhaitais, mais pour l'hôpital. Partir pour un grand voyage. Qu'est-ce qui m'attend? Le pire? Moi, je ne demande que deux choses, vivre et aimer. Vous tous que j'aime tant, vous ne le savez pas, mais j'ai peur, terriblement peur. Je laisserai mon journal à la maison. J'y inscris les derniers mots suivants: «J'ai confiance, c'est tout.»

13 mai 1980, 9h15

Il fait soleil. J'attends pour faire des appels et surtout j'attends le téléphone de l'hôpital pour mon admission. Quelle torture que tout cela. Jamais je ne passerai au travers. Je n'ai le goût de rien faire.

14 mai 1980

Pas de téléphone de l'hôpital. Quelle attente terrible à vivre. Je veux entrer à l'hôpital pour savoir et pour en finir avec ce cauchemar.

16 mai 1980

J'ai de fréquents moments de dégringolade intérieure, de déprime, où je vois tous mes projets écroulés. C'est affreux cette incertitude et cette menace, moi qui me sens si pleine d'énergie, pleine d'idées, de projets et d'amour. Pourquoi? Je veux tellement vivre!

17 mai 1980

Il a fait très beau aujourd'hui. Je regardais les gens assis sur leur balcon à se faire bronzer ou à boire une bière. Savent-ils combien c'est beau et précieux la vie et combien ils sont chanceux d'être en santé? Le service d'admission a téléphoné. C'est parti. Ça y est, c'est vraiment vrai!

19 mai 1980, journée de mon admission à l'hôpital

En après-midi, je suis allée visiter mon père et lui ai montré le bracelet d'hôpital qu'on m'avait attaché quelques heures auparavant. J'ai voulu l'épargner lui aussi de l'inquiétude et lui ai expliqué la situation de façon très rassurante. Il allait probablement sortir de l'hôpital le lendemain. Ma prière du soir fut un cri du cœur: «Seigneur, je n'ai pas la force de tout affronter, je m'en remets à toi, je m'accroche à toi comme une enfant désespérée.» Ce soir-là, j'ai dormi dans le même hôpital que mon père, lui en cardiologie, moi en chirurgie. J'ai tellement souhaité que tout cela ne soit qu'un immense cauchemar.

21 mai 1980, veille de ma chirurgie

J'ai écrit des lettres destinées à mes parents, à mes sœurs et à mon grand ami; je les ai remises au chirurgien au cas où... Je suis allée me promener dans les longs corridors et j'ai regardé le Mont-Royal par la fenêtre. M'imbiber des couleurs et des odeurs du printemps et de la nature qui s'éveille. C'est tout plein de vie dehors. Le coucher de soleil était formidable, une énorme boule de feu. J'avais l'impression d'être au dernier soir de ma vie. «J'ai confiance, oui, j'ai confiance. Ce soir, c'est tout ce qui me reste.»

22 mai 1980

En route pour la salle d'opération, j'avais le cœur gros et des larmes coulaient. J'avais peur. C'était vrai; ce n'était pas une farce. Je croyais revoir les séquences d'un film déjà vu. J'ai avoué au chirurgien que j'avais beaucoup plus peur du résultat que de la thoracotomie. Il a vu mes larmes et les a même essuyées. Puis, ce fut le vide jusqu'à la salle de réveil. «C'est une maladie de Hodgkin», m'a dit le chirurgien. Bien qu'il s'agissait d'un cancer des ganglions, dans le contexte, c'était le meilleur des diagnostics que je pouvais recevoir, un des autres diagnostics ne me laissant environ que six mois à vivre. J'avais bien compris et j'ai baissé les paupières. Je savais qu'on aurait un traitement à me proposer et que mes chances de survie étaient bonnes. Malgré le diagnostic, il y avait une lueur d'espoir. Un nouveau projet venait de naître en moi: guérir pour vivre. Mon plus grand rêve pouvait peut-être désormais renaître, celui d'avoir un jour un enfant.

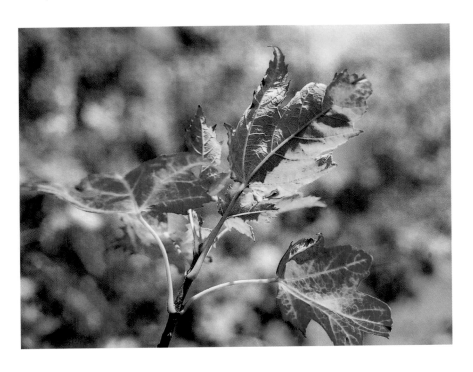

Comme l'arbre qui perd ses feuilles,
j'ai souvent l'impression
que mes idées, mes projets
et mes rêves s'envolent.
Pourtant, pour chaque feuille tombée,
se profile déjà un nouveau bourgeon.

En plein visage

J'ai sept ans et je suis curieuse.
Curieuse de voir les couleurs des saisons,
de toucher tout ce qui m'environne, tout ce qui bouge,
d'écouter la gamme des sons et des silences du jour et du soir.

J'ai sept ans et je suis curieuse
de découvrir tout le monde qui m'entoure,
à pied, à bicyclette, en voiture ou en rêve.
Rien ne m'arrête. Je me glisse et me faufile partout.
J'ai soif de ressentir la vie sur mon visage.

J'ai sept ans et je suis curieuse.
Une fin d'après-midi,
je patinais dans la cour arrière chez une amie;
un cri dans la ruelle, un bruit de moteur,
des pneus qui roulent dans le vide...
une voiture est prise, coincée dans la neige.

Les gars vont aider l'automobiliste.
En peu de temps, pelle à la main
et énergie au corps, ils y arriveront.
J'ai sept ans et je suis très curieuse;
je quitte la patinoire
pour aussi aller y jeter un coup d'œil.

J'ai à peine eu le temps de voir et d'entendre
ce qui s'y passait
que tout est devenu noir d'un coup sec:
un coup terrible m'est arrivé par devant
et ma tête a percuté le mur de béton derrière.
Emmitouflée dans mon habit de neige
et mes patins aux pieds,
j'ai senti mon corps s'effondrer sur le sol.
Je me suis relevée...
un liquide chaud glissait sur mon visage...
J'ai mis ma main sur mon front;

malgré ma mitaine,
j'ai senti la blessure profonde au crâne.
Une grosse pelle lancée au hasard, à l'aveuglette,
venait de me marquer le front et... le cœur pour la vie!

J'avais sept ans.
J'étais curieuse de découvrir la vie
et de sentir la vie sur mon visage...

J'AI MAL... J'AI PEUR

À cet instant précis où mon crayon fait un effort
pour se frayer un chemin et laisser une trace sur le papier,
j'ai mal, j'ai mal dans mon corps.
Limitée toute la journée dans mes moindres activités,
je n'ai réussi qu'à m'étendre, essayer de relaxer et dormir.

Tristesse et déception au réveil
de constater que non seulement la douleur ne s'était pas calmée
mais que l'énergie n'était pas revenue.

Je vis la douleur physique;
je ressens les limites, les grandes limites de mon corps.
Je ressens l'anxiété, l'inquiétude et l'angoisse de ce qui vient.

Je marche courbée, voire pliée en deux parce que j'ai mal.
La douleur change, varie, mais surtout s'intensifie et s'aggrave.

J'ai peur... oui je ressens une grande peur
        face à l'inconnu de ce que sera demain
            ou peut-être même de ce que sera la nuit prochaine
            si la douleur ne se calme pas.

Mon corps a mal, mon être tout entier a mal.
Toute ma personne souffre, au-delà de la douleur du corps.
Mon ventre crie; il exprime en sons
ce que mon être tout entier voudrait crier.

22

J'ai la nausée:
mon estomac manifeste ce malaise, ce mal-être de mon cœur.

Difficile et peut-être étrange à dire,
mais je te parle à toi mon corps qui a mal.
À travers tes symptômes,
je reconnais les limites de mon corps,
mais je veux aussi y découvrir les messages,
les messages du corps
mais également ceux de mon être tout entier
et ceux de la vie.

Tu es... douleur,
tu m'habites et me limites,
tu me forces à ralentir, à arrêter même.
Je te donne le droit d'exister,
je te donne la parole, je t'écoute...
J'ai mal! J'ai peur!
Je me sens toute petite, très vulnérable
mais... j'ai confiance
et après ces quelques lignes d'écriture et de dialogue avec moi,
il me semble avoir déjà un peu moins mal.

TOUT À COUP

Tout à coup, après avoir mangé,
   un creux, un vide, un besoin,
    un immense besoin d'être avec quelqu'un,
    d'avoir quelqu'un avec qui parler.

Tout à coup, une tristesse,
   une énorme et profonde tristesse
    qui prend toute la place en dedans.

Tout à coup, un souffle court,
en effleurant de la pensée

ce qui peut être en avant
et surtout ce qui est à l'instant.

Tout à coup, des questions, des incertitudes
et des pourquoi sans réponse.

Tout à coup, une solitude,
une solitude qui me gèle en dedans.

Tout à coup, des doutes, des peurs,
la peur de l'inconnu.

Tout à coup, une fragilité,
la fragilité d'un cœur ébranlé.

Tout à coup, un étouffement,
l'étouffement du non-sens
de tout ce qui arrive.

Tout à coup... c'est dur et difficile,
terriblement dur et difficile.

Es-tu malade?

Es-tu malade, petit cœur?
Pourquoi pars-tu ainsi dans de grandes envolées?
Qu'est-ce qui te fait peur? Qu'est-ce qui te fait fuir ainsi?
Tu galopes après quoi? Après qui?
Qu'est-ce qui enclenche ton galop?
Qu'est-ce qui fait mal à ton cœur, petit cœur?
Qu'est-ce qui te blesse ou t'a blessé?

Je ne te perçois pas malade dans ton muscle,
dans tes vaisseaux, artères et veines,
je perçois un problème de... rythme.
C'est quoi un problème de rythme
pour un cœur?

Trop vite, trop lent ou irrégulier.
Des envolées, des ratés, des accélérés
le long des couloirs de l'anxiété et de l'angoisse.

Mais pourquoi? J'insiste, tu sais pourquoi?

Cœur blessé, bousculé et apeuré,
cœur essoufflé par le rythme de la vie
  des dernières années,
cœur écrasé par de lourdes responsabilités
  très lourdes, beaucoup trop lourdes,
cœur muet d'un vécu qu'il n'a pas dit
  et n'ose dire,
cœur enfermé dans un halo de silence, de non-dit,
  de non-osé, de contrariétés et de frustrations,
cœur resserré par une solide ceinture de stress
  laquelle est parfois serrée au-delà du dernier trou,
cœur abîmé par la maladie des autres parties de son corps,
cœur alourdi par une colère qui très souvent n'ose s'exprimer.
Cœur…
    qui encaisse,
    qui endosse,
    qui empile,
    qui supporte,
    qui prend sur lui,
    qui dépasse,
    qui sympathise,
    qui encourage,
    qui veut…

Cœur qui veut… respirer à pleine capacité,
                être en paix jusqu'au fond de son propre cœur,
                vivre chaque jour plutôt que survivre
                vivre les petites joies quotidiennes
                        plutôt que les voir s'envoler sans
                        les avoir savourées,
Cœur qui veut… se reposer,
                aimer
                et être heureux, tout simplement!

QUAND LE TEMPS SEMBLE S'ARRÊTER

C'est étrange, depuis ce matin,
on dirait que le temps s'est arrêté,
que le temps est suspendu et qu'il attend.
Les heures sont longues,
le silence des minutes est lourd,
le tic-tac de l'horloge martèle les secondes.
On dirait que les aiguilles du temps rament difficilement,
très difficilement dans un océan vague
qui a pour nom «la mer du temps».

Le vent, qui tantôt balançait les cimes des arbres,
    est tombé.
Le tonnerre, qui tantôt m'a soudainement tirée de mon sommeil,
    s'est tu.
Même la pluie, qui tombait avec force et sans retenue,
    s'est calmée.

Tout s'est arrêté, tout est suspendu,
tout est au ralenti, tout semble dans le vide,
un peu comme si le ciel, la nature et le temps
venaient d'ouvrir une grande parenthèse, un long silence,
pour accueillir chaque instant.

J'ai cette étrange sensation
de pouvoir palper chaque seconde que le cadran marque,
sans cependant pouvoir recueillir aucune d'elles.
Le temps est là; il semble suspendu.
Il se faufile, seconde après seconde;
    il m'enveloppe, il m'habite,
    il prend beaucoup de place, il file.
Je ne puis le retenir,
je ne puis l'arrêter,
je ne puis l'accélérer ni le bousculer,
je ne puis qu'être à la seconde
    dans cette mer du temps qu'est l'éternité.

L'instant du moment
me semble perdu dans une immensité et immensément long.

CŒUR... TOUT COURT

Un cœur qui a mal
se sent couler;
il se sent perdre
l'énergie, la vie et le souffle
qui l'animaient.

Un cœur qui est triste,
qui se sent délaissé,
mis de côté,
vient de perdre la sève
qui le réchauffait.

C'est comme un coup,
une blessure qui saigne
et de laquelle s'échappe
quelque chose de précieux, de vital.
Un cœur qui saigne de douleur
et de tristesse est coincé, bloqué,
sans ressource et sans projet.
Tout à coup,
l'espace de quelques instants,
de quelques minutes,
il s'est vidé,
il a perdu tout ce qu'il avait réussi
à créer, à recréer, à emmagasiner
au fil des mois et des années.

C'est mon cœur aujourd'hui...
Il est petit, tout blessé, tout meurtri...

Devant un mur...

C'est de me sentir bien petite, bien limitée,

c'est de ressentir ma fragilité face à la force et face à la résistance du mur,

c'est d'avoir la sensation de n'avoir aucune ressource pour y faire face,

c'est de me sentir démunie, toute mélangée, toute croche,

c'est d'avoir un doute, un grand doute face à ma capacité de passer au travers ou au-dessus,

c'est de me poser la question à savoir pourquoi je me retrouve là au pied du mur,

c'est d'être seule, très seule face à ce monstre qui est devant moi,

c'est de ne plus croire, de ne plus espérer que je puisse aussi y arriver,

puis, un matin, c'est de me dire:
«Il doit pourtant y avoir une porte de sortie
ou une façon de passer *de l'autre côté du mur*!»

Avant de tourner la page...

Une tape sur le cœur, c'est l'effet de plusieurs événements sur nos vies. Tout à coup, il y a un *stop* sur notre route, il y a un embarquement immédiat dans une réalité ou dans un état en général non prévu. Tout à coup, c'est vrai que c'est vrai, on a les deux pieds dedans.

C'est alors le brouhaha des émotions: choc, panique, peine, tristesse, colère, anxiété, peur, culpabilité, angoisse, stress, regret, avec cette sensation d'être mal, de couler à pic intérieurement. C'est nuageux... en dedans. Et les plus grosses larmes, bien légitimes il faut se le dire, coulent souvent derrière nos yeux parce que nous n'osons pas exprimer nos émotions. Par ailleurs, la peur de ce qui est ou de ce qui vient suffit à geler le cœur.

Il faut peut-être se poser des questions et laisser venir les réponses. C'est bien vrai ce que je vis aujourd'hui: qu'est-ce que cela m'*oblige* à vivre, qu'est-ce que cela m'*empêche* de vivre et qu'est-ce que cela m'*appelle* à vivre? On peut même risquer la question suivante à un moment donné: qu'est-ce que cela me *permet* de vivre?

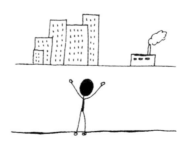

Chapitre 2

Attention «Fragile»

Les secousses de la vie

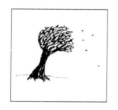 *Extraits de journal*

10 septembre 1993

J'écris quand je sens le besoin de faire le point, quand je suis à l'étranger ou quand j'ai mal et que j'ai besoin de parler. J'ai peur, je n'ose le dire à personne. J'ai peur d'avoir un cancer du sein et j'ai mal, non de douleur, mais de tristesse au fond de moi.

Tout a commencé avec l'auto-examen des seins... À la suite de la mammographie, de l'échographie et des biopsies à l'aiguille, ce fut le début de l'anxiété et de l'angoisse réelles. La petite bosse que je palpais au sein droit semble bénigne, mais la mammographie a détecté une zone suspecte en profondeur du sein... gauche. J'ai le cœur à ne rien faire. Je suis épuisée, surtout psychologiquement. Je pense aux enfants et j'ai mal, très mal en dedans. Suite aux biopsies à l'aiguille, il a été fortement recommandé de procéder à des biopsies ouvertes en salle d'opération. Les questions, les doutes, tout a basculé en quelques secondes et j'ai eu peine à suivre les conversations téléphoniques et les discussions entre spécialistes. J'étais démontée: à nouveau le gouffre, le tunnel, la crainte d'une cochonnerie. Et voilà où j'en suis. Je veux savoir le plus vite possible. Leur inquiétude m'inquiète. Je n'ai qu'une pensée en tête: le cancer et... la mort. Je pense à Guillaume et à Geneviève, ils sont encore si jeunes, sept ans et neuf ans. Seigneur, tu m'entends? Je suis prête à passer des tests, à me faire couper, à subir de la radiothérapie ou de la chimiothérapie s'il le faut, pourvu que je reste en vie, pour demeurer avec mes enfants et surtout les aimer. Je voudrais savoir tout de suite; je ne vis plus. Cette angoisse de mourir, je la reconnais très bien. Je l'ai connue en 1980, mais j'avais alors 28 ans et je n'avais pas d'enfants. J'aurais le goût de pleurer, mais je ne peux pas. Je ne puis qu'écrire ma peine et te la confier en secret. Plus rien ne me tente tout à coup. Il y a tellement à faire; je me sentirais pleine d'énergie si je n'étais pas aussi inquiète. J'ai mal, j'ai peur, cependant, j'ai confiance. Je suis prête à me battre pour mes enfants. Seigneur, m'en donneras-tu le temps?

21 septembre 1993

En soirée, Guillaume a réussi à aller à bicyclette tout seul. Je le regardais pédaler dans le parc, tellement fier de lui et heureux. C'était une étape importante pour lui... et pour moi.

Il pouvait désormais rouler seul! Mais pour moi, au bout de la joie, il y avait aussi une larme de tristesse et une énorme douleur.

24 septembre 1993

Au travail, une secrétaire, qui ne savait rien de ce que je vivais alors, me lance un: «Tu as l'air éteinte!» J'ai avalé pour ne pas éclater.

26 septembre 1993

J'attends pour l'hospitalisation. Je me sens mal. J'ai l'impression de vivre au-dessus d'une réalité. Je vis sans vivre, je vis pour m'acquitter des tâches immédiates. Les journées sont longues: le temps qui file très vite habituellement s'allonge durant cette attente. J'ai mal quand je me retrouve seule. C'est à nouveau l'inconnu devant moi.

28 septembre 1993

Pour la vingtième fois aujourd'hui peut-être, je viens de pleurer; je suis d'une telle sensibilité. Tout me touche: une musique, une parole, un regard, une question, un «Comment ça va?», une réflexion, une photo, un panneau publicitaire. J'ai besoin d'être seule, mais j'ai aussi besoin d'être entourée. J'ai écrit à une amie: *C'est dans les moments plus difficiles que l'on reconnaît et redécouvre ses vrais amis. Merci d'être là!*

Ce même jour, j'ai par ailleurs écrit la réflexion suivante: *Alors que certains rêvent de ne plus se réveiller et semblent prêts à étouffer la vie qui les anime, d'autres ne demandent qu'à vivre plus longtemps et sont prêts à s'accrocher à toute forme de survie, même s'ils ne doivent plus vivre que pour se battre pour survivre!* Bizarre la vie, n'est-ce pas?

30 septembre 1993

Je reçois le téléphone de l'hôpital: l'admission est confirmée pour le lendemain. Après l'appel, je me sens comme un cube de glace. Le tome II de mon vécu avec la réalité du cancer est commencé à 41 ans.

1er octobre 1993

En route pour l'hôpital, Geneviève avait de la peine. Elle saisissait mal ce qui se passait. Nous étions assis à l'arrière de la voiture, Guillaume à ma gauche et Geneviève à ma droite; les enfants se collaient et s'appuyaient sur moi; je les sentais tristes... et moi alors! Mon cœur voulait s'ouvrir tellement il avait mal de les sentir ainsi.

Un peu plus tard, seule dans ma chambre, la réalité me tombait à nouveau durement dessus. J'avais l'impression que ma vraie vie s'arrêtait là. C'est drôle comme tout semble futile quand la vie même semble menacée. Dès que tu te retrouves livrée à toi-même, le monde semble arrêter de tourner, il ne se passe plus rien, les heures sont interminables. Quelques heures avant la chirurgie, j'ai écrit longuement. *Camille, je n'ai pas voulu trop t'inquiéter. Tu dois garder ton énergie pour les enfants, pour nos enfants. J'ai beaucoup pleuré et je pleure encore en silence. Je t'aime. Mes enfants, Geneviève et Guillaume, je vous adore et vous aime plus que tout au monde. Je suis prête à me battre pour vivre et survivre, je suis prête à tout pour vous deux. Vous m'avez apporté tellement de bonheur. J'ai encore plein d'amour à vous donner. Si jamais il m'arrivait de partir, sachez que je serai toujours avec vous, que je vous aimerai à tout instant et que mon cœur sera avec vous tout au long de votre vie, jusqu'au jour où on se retrouvera. Et voilà, mes amours, je n'ai pas d'autre choix que de faire face à la musique, le cœur chaud d'amour et la tête haute.* Dans moins de douze heures, je serai sur la table d'opération. Que trouvera-t-on? Je ne crois pas que ça puisse être bénin tout ça. Je serais au dernier soir de ma vie et ça ne serait pas tellement différent. J'ai cette sensation de fond de couloir. J'ai peur, mais je garde confiance. Au moment de me coucher, je me sentais gelée, triste et avec l'impression d'être à nu, dépouillée de tout, de vraiment tout.

5 octobre 1993

Étrange comme ces temps plus difficiles me poussent au pied du mur et renforcent ma vie intérieure, ma relation avec moi-même et les liens privilégiés avec mes proches et mes amis. L'essentiel des événements et des relations est mis en valeur et les vraies priorités se dessinent. Mais les heures sont longues, les quarts d'heures sont longs. J'attends les résultats de la chirurgie; je suis rongée de l'intérieur. Une telle anxiété et une telle angoisse minent. J'ai encore la trouille ce matin. L'attente et les résultats, c'est lourd à vivre. On ne s'y habitue pas.

30 novembre 1993, jour 11 de la radiothérapie

J'aurais besoin de temps à moi pour penser, pour me ressourcer, pour pleurer peut-être. Qu'est-ce qui m'attend? Où serai-je dans six mois, un an, deux ans…? J'ose à peine y penser. C'est affreux de ne plus pouvoir, de ne plus vouloir se faire de projets de vie…

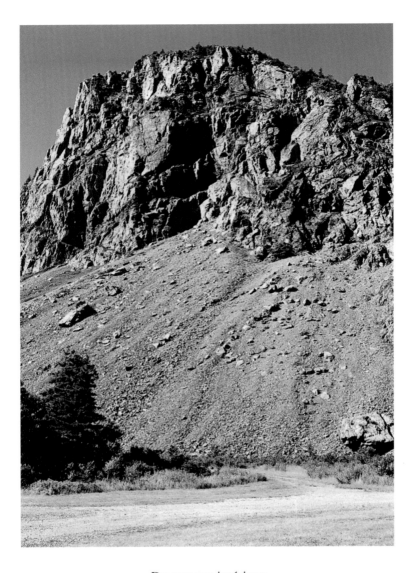

Du remous intérieur
peut naître une grande sérénité.
Du désordre intérieur
peut surgir un mouvement harmonieux nouveau.
Parce qu'ils sont un passage,
j'accepte de vivre le remous et le désordre.

20 décembre 1993, jour 25 de la radiothérapie

Je suis à l'entrée de l'hôpital, écrivant sur le comptoir de la fleuriste. Ça sent le salon funéraire. J'ai terminé mes traitements aujourd'hui. En venant ce matin, je suis passée devant un panneau publicitaire affichant *Ne jamais abandonner, Ne jamais abandonner, Ne jamais abandonner.* Je suis à nouveau remise à moi-même. Que sera l'avenir? Je me sens vide et la tête lourde à la fois. Je voulais écrire avant de sortir de l'hôpital, c'était important pour moi, comme pour clore une étape, l'étape du traitement. Je reprends la route, je reprends ma route. Suis-je guérie? Le corps, je l'espère; le cœur, lui, est encore bien malade!

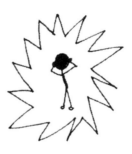

L'OISEAU BLESSÉ

Ressentir très fort dans tout mon être cette sensation d'*oiseau
    blessé,*
ça fait mal, très mal...

Cette image est née d'un sentiment
d'être continuellement blessée
par l'un, par l'autre, par les événements,
par la vie et par... moi-même!

L'oiseau blessé aimerait se coucher au creux d'un nid de brindilles
avec ses deux petits oiseaux pleins de vitalité,
d'énergie, de jeunesse
et s'endormir auprès d'eux.

L'oiseau blessé ne réussit plus à prendre son envol;
il ne réussit même plus à prendre son élan,
à rejoindre l'autre branche, la branche de l'arbre d'à côté!

L'oiseau croit encore à la chaleur du soleil,
                à la lumière du matin,
                au vent qui caresse,
                à l'eau qui coule sous son arbre...

L'oiseau blessé ne croit plus
            que son aile pourra guérir,
            qu'on ne le blessera plus,
            qu'il existe l'amour dont on lui a parlé
                et auquel il a pourtant déjà cru,
            qu'il peut occuper une grande place
                dans le cœur d'une autre personne
                ou d'un autre oiseau.
L'oiseau blessé ne croit plus que demain sera mieux!

Sa blessure est trop grande,
trop profonde pour guérir complètement
et pour lui permettre de voler à nouveau...

Un oiseau blessé ne se montre pas aux autres;
	il se dissimule au fond d'un nid,
	au creux d'une branche et il attend.

Il rêvait pourtant de grands espaces;
il rêvait pourtant de rejoindre le soleil,
de traverser les nuages, de plonger à pic au-dessus de l'eau,
d'organiser des fêtes d'oiseaux, de rire et de chanter...

Il ne peut pas, il ne peut plus:
son aile, qui pourtant lui appartient,
ne répond plus à la commande,
ne veut plus, ne peut plus.

Ce matin, l'oiseau blessé a mal, très mal
et vous n'en savez rien, vous n'en saurez rien!
Ça ne vous intéresse pas!

Quoi faire avec un oiseau blessé?
L'achever pour l'empêcher de souffrir?
L'oiseau blessé n'attend plus rien de personne.
Il attend, c'est tout!

L'oiseau blessé a mal, trop mal.
Ses larmes ne cessent de couler.
Son cœur ne réussit plus à sourire...
Dormez en paix en ce matin de décembre.
L'oiseau blessé pleure en silence.
Vous n'en saurez rien...!

LE TEMPS EST LONG

Le temps est long,
long de cette *lourdeur* qui écrase
	et qui étouffe,
long de cet *ennui* qui attriste
	et qui se rappelle,

long de cette *absence* qui guette
   et qui alourdit tout,
long de ce *vide* qui remplit tout
   à commencer par le cœur,
long de ce *manque* de quelqu'un à qui parler,
   d'un ami à écouter,
long de ce *silence* qui enveloppe les paroles non dites
   et suspend les phrases non terminées,
long du *temps* qui nous file entre les doigts
   et que l'on ne sait arrêter,
long de ce *creux* qui ronge en dedans
   ne trouvant aucune porte de sortie,
long de cette *attente* qui ne sait trop ce qu'elle attend
   ni d'aujourd'hui, ni de demain,
long de cette *déception* de quelqu'un qui croyait avoir trouvé
   et qui aujourd'hui ne sait où déposer le pied,
long de cette *peine* de voir passer les minutes
   comme si elles ne nous appartenaient pas,
long de cette *culpabilité* de se sentir ainsi
   alors que l'on aimerait se sentir
   dans la joie et dans l'harmonie,
long de cette *panne intérieure* née d'une blessure
   encore mal guérie,
long de cette *lassitude* qui freine l'élan
   et alourdit le pas que l'on voudrait faire,
long de cette *incertitude* qui questionne sans arrêt
   à savoir ce que sera demain,
long de cette *inquiétude* qui amène le cœur
   à vouloir sauter des coups,
long de ce *trou intérieur* qui se perpétue
   et se répand d'une journée à l'autre,
long de cette *impuissance* qui nous laisse ce sentiment
   d'avoir les mains liées,
long de ce *passé* qui semble toujours s'élargir
   entre les rêves de la vie, de ma vie.

Avec tous ces sentiments:
    lourdeur, ennui, absence, vide,
    manque, silence, creux, attente,
    déception, peine, culpabilité
    panne intérieure, peur, stress
    lassitude, incertitude, inquiétude
    trou intérieur, impuissance,...
comment vivre cette journée qui commence,
comment vivre cette journée ensoleillée
déjà tout imprégnée du chant des oiseaux
et de l'odeur du matin?

Je me sens en dehors de cette belle énergie
qui nourrit et qui ressource. Pourquoi?
Je suis dans l'ombre, dans l'ombre de moi-même
et dans l'ombre, le temps est long.

Le temps n'est peut-être pas si long;
c'est moi qui le rend et le trouve long
parce que je le tache d'ombre,
de cette ombre qui m'habite
    intérieurement et profondément.

Le problème, ce n'est peut-être pas le temps,
mais plutôt moi dans le temps!

MON CŒUR EST VIDE

Mon cœur est vide ce matin.
Il n'avance ni ne recule.
Il ne rit pas, il ne pleure pas.
Rien ne se passe,
ni en plus ni en moins.
On dirait qu'il est insensible à lui-même.
Ça c'est grave pour un cœur!

Il a connu des joies récemment;
on dirait qu'elles sont toutes fondues.
Il a tremblé par moments;
on dirait que ce matin,
même la force de trembler n'y est pas.
Il est comme un cœur inerte,
fatigué, épuisé, déposé, retiré.
C'est comme s'il n'était plus branché
à sa source d'énergie, de vitalité et de vie.

Mon cœur est vide ce matin.
Il se sent écrasé, alourdi et sans flamme intérieure.
Oh! il bat encore au rythme de l'automatisme.
C'est dur pour un cœur
de ne battre qu'au rythme de son automatisme.
Pourtant, il sait qu'il aime,
mais l'amour qui l'anime semble gelé en dedans.
Il sait qu'il a des projets, des rêves,
mais ces derniers, ce matin,
semblent voguer à la dérive,
perdus au fond du cœur.
Encore, il y a quelques heures,
quelques jours à peine,
une belle vitalité le berçait et le transportait.
Ce matin, tout est plat, tout est au neutre,
tout est à sec, tout est vide en dedans.

Ce matin, mon cœur est... sans âme...
ou peut-être...
serait-ce mon âme... qui est sans cœur?
Je m'arrête un instant
et j'accepte de ressentir ce malaise intérieur profond
qui prend toute la place
tellement il est plein de... vide!

Regards sur moi

Je commence sans finir,
je reporte à demain,
j'achète des livres que je ne lis pas,
je prends des engagements que je ne respecte pas,
je recopie, jour après jour, des listes irréalistes de choses à faire,
je ne règle rien, je ne termine rien,
je ne gère rien pour vrai,
je suis toujours coincée,
                    pressée,
                    fatiguée,
je me sens très souvent frustrée,
                    stressée,
                    non libre,
                    obligée de faire pour demain et de façon
                    insatisfaisante,
                        quelque chose qui devait être terminé
                        et réglé
                        il y a déjà un bon moment.
Tout bloque et paralyse entre mes mains.
En fait, je mets des pansements,
    j'empile,
    je me fais des «accroire»,
    j'essaie de me déculpabiliser,
    de me sentir bien dans ma peau,
mais ça ne marche pas...!
Je cours après la satisfaction, après le calme intérieur.
Je tords les événements
    pour en extraire un peu de ce quelque chose qui fait du bien.
Je vis pour régler hier
    plutôt que de vivre pour aujourd'hui.
Je vis pour essayer de régler en partie le non-réglé d'hier
... et j'en ai marre de ça!
    À moi d'y voir!

LE LIVREUR DE JOURNAUX

Ce matin, dès les premiers pas,
j'ai ressenti la lourdeur de mon corps.
J'ai dû parcourir une certaine distance en marchant
    avant d'oser penser commencer à faire mon jogging.
La nature était belle,
le soleil pénétrant les couleurs vives et denses du feuillage et du
gazon.
J'avançais, je courais,
avec l'impression, à chaque pas,
de traîner un poids, un poids lourd,
j'oserais quasi dire un poids mort.
C'est pourtant si différent d'autres matins,
    où j'ai parfois l'impression de voler.
Assise sur une roche, après mon jogging,
    j'ai quand même beaucoup apprécié
    l'odeur enveloppante de cèdre qui me rejoignait.
L'odeur, elle, était toute légère;
elle réussissait à flotter, à me pénétrer
    jusqu'au plus profond de chacune de mes cellules.
Le soleil levant, pour sa part
    faufilait ses rayons brillants
    entre les branches abondamment fournies d'un immense pin.
    Je lui ai fait un clin d'œil.

J'ai repris ma route
avec encore cette impression très forte
d'un corps qui a du mal à se traîner, à avancer.
Pas une douleur en particulier,
    mais plutôt un état de lourdeur et de gros mal-être.
Pourquoi cette sensation bizarre
    comme ça au lever du jour, au lever du corps?

Une image m'est venue.
C'est comme si je transportais un énorme poids,

le poids de mes inquiétudes, de mes frustrations,
de mes responsabilités et de mes peurs.
Le poids n'est pas juste sur mes épaules:
il m'habite dans mon corps, dans tout mon corps.

Une seconde question m'est venue à l'esprit.
Est-ce que tout ce poids m'appartient vraiment à moi
    où est-ce que je transporte des poids qui ne sont pas les
    miens?

J'étais à écrire ces quelques lignes
    quand une partie de la réponse m'a été fournie.
Un jeune livreur du journal *La Presse* est passé à bicyclette,
ses journaux à livrer tous déposés dans un coffret roulant accroché
à son vélo,
un coffret qu'il peut facilement décrocher à la fin de sa tournée.
L'image m'a plu...
Oui, je suis aussi du type *Ça presse, La pressée, Toute compressée.*
J'ai peut-être moi aussi à déposer
    une partie de ce qui pèse lourd intérieurement,
    ne gardant que ce qui m'est essentiel
    et ce qui m'appartient vraiment...
L'espace d'un instant, j'ai fermé les yeux,
question de me ressentir en dedans
    et de *classer ma lourde pile de journaux intérieurs.*

Je vis ce qui est à l'instant dans le ici maintenant.
Je ne puis faire face à tout en même temps.
Je ne garde que l'essentiel et que ce qui m'appartient,
le reste, je le mets dans le *coffret à journaux.*

Me sentant beaucoup plus légère et beaucoup mieux en dedans,
    j'ai souri à aujourd'hui.
En pensée, j'ai remercié le livreur de journaux
pour le coup de cœur qu'il venait de me donner.

LA BANALISATION

La banalisation...
    c'est ce vide, ce silence,
                cette attente,
                cette non-décision,
                ce non-positionnement actuel;
    ce sont les questions mal posées,
                le suivi non donné;
    c'est l'impression que ma réalité
                est noyée au milieu de plusieurs autres réalités;
    c'est mon sentiment d'être déconnectée de ma réalité:
                j'ai un cancer,
                mon organisme, mon corps produit
                des cellules cancéreuses.
                Pourquoi?
La banalisation,
    c'est de vivre mon anniversaire avec un groupe d'amis
                sans souffler mot de ma santé,
    c'est de ne pas avoir parlé, d'avoir oublié de parler de moi,
                de ma santé,
                lors de ma promenade avec une grande amie,
    c'est de rire, de faire le clown, de faire des farces
                comme si je ne m'habitais pas,
    c'est de m'éparpiller dans de nombreuses activités
                avec l'impression de ne jamais avancer,
    c'est de ressentir que «j'en ai marre de moi»,
    c'est de me sentir *la tête vide, l'esprit pas clair*,
    c'est de ne pas savoir où je vais,
    c'est d'avoir répondu «ça va bien»
                sans donner plus de nouvelles
                à plusieurs personnes de la famille
                réunies au salon funéraire
                lors du décès d'une tante,

c'est de vivre le peu de réaction d'un proche,
       alors que je lui dis avoir encore des cellules
       cancéreuses,
c'est de ne pas oser me présenter comme médecin... malade.

La banalisation,
    c'est avoir l'impression très forte et très douloureuse
       de ne pas être imprégnée de ma réalité,
    c'est d'être quasiment gênée,
       mal à l'aise, honteuse,
       de vivre, de porter et de donner suite à ma
       réalité,
    c'est prendre très difficilement une nouvelle annonce de
cancer...

Pourquoi ce sentiment de banalisation
    vécu de l'extérieur, venant des autres,
    mais surtout vécu par moi... de l'intérieur?

Je ne me fais pas de place
    pour vivre ce que j'ai à vivre,
    pour me dire,
    pour me vivre... voilà, c'est ça!

C'est peut-être...
    une fuite de ma part,
    une honte,
    une frustration,
    une négation,
    une défaite,
    un constat trop dur intérieurement,
    une déception,
    une mise au pied du mur...

C'est peut-être la peur d'une dernière chance,
    l'impression d'être, encore une fois, passée à côté,
       de vivre en dehors de mes bottines,
       de ne pas être moi, vraiment moi,
       de m'attarder à l'extérieur et trop aux autres.

C'est peut-être la peur de poursuivre ma synthèse, mon bilan,
            une peur de m'engager,
            une fuite de ma réalité professionnelle,
            une incapacité à faire face à tout ce qui est.
C'est peut-être la recherche d'une excuse.

En mots plus *crus*...
Je suis déçue, sans projet, non intègre,
      infidèle aux autres et à moi, superficielle,
      sans volonté, hypocrite, non intéressée,
je suis une incapable, une béquille,
      une bonne à rien, une minable quoi!

En fait, j'en ai marre de moi!
Je ne m'intéresse pas, je ne m'intéresse plus...
Serait-ce cela?
C'est dur, très dur
et ça fait mal en dedans, très mal!
Oserai-je murmurer,
oserai-je crier «S.O.S.... À l'aide,
            Je me noie en moi!»?

BOUILLIE INTÉRIEURE

Quand les mots qui sont dits ne semblent pas les bons,
quand l'essentiel de ce que l'on voulait exprimer ne nous semble
      pas avoir été saisi,
quand le cœur a mal parce qu'il n'a pas réussi à s'ouvrir,
quand on a l'impression d'être passé à côté
      du message d'amitié et d'amour que l'on voulait communiquer,
quand on a la sensation de déranger en parlant superficiellement
      de tout et de rien
      alors que ce qui voulait se dire était profond, vrai et sincère,
alors, c'est le chaos,
      ce sont les larmes qui coulent par en dedans du cœur.

Pourquoi ce malaise, ce grand mal-être,
ce bloc qui s'installe en soi?
Pourquoi cette baisse d'énergie, cette envie de ne rien faire,
de ne rien entreprendre, de ne rien vivre.
Pourquoi cette bouillie intérieure?
Pourquoi cette envie de recommencer
de reprendre quelque chose,
de revenir en arrière?
Pourquoi ce besoin de corriger?
Que s'est-il passé? Et pourquoi ça s'est passé comme ça?

Le cœur n'a pas su. Le cœur n'a pas osé.
Le cœur se sent bien malhabile, bien petit,
bien inexpérimenté devant... l'autre.
Cœur malhabile parce qu'il n'a jamais appris
ou peut-être parce qu'il n'a jamais fait l'effort, le gros effort,
pour dire et pour s'ouvrir vraiment, comme il en aurait besoin,
à sa vitesse, à son rythme et à sa façon.

Dis, petit cœur, *mon* petit cœur,
tu veux que l'on passe un moment ensemble
pour se parler et s'écouter?

Avant de tourner la page...

On aimerait parfois se coller une étiquette FRAGILE sur le front pour annoncer notre extrême fragilité, notre vulnérabilité. Les montagnes russes de la vie nous réservent des secousses en général inattendues, souvent très fortes et parfois à répétition, le cœur n'ayant ni le temps, ni l'énergie, ni le courage de tout surmonter. On peut se sentir démoli, avoir l'impression même de se faire voler sa vie, de se faire voler ses rêves.

Les larmes sont souvent les paroles du cœur, les paroles du silence. On peut ressentir une marée de larmes en dedans et même un orage de colère sommeillant dans un petit coin intérieur. Pourquoi les cacher, les enterrer, les ensevelir? On ne peut mettre de plâtre au cœur blessé. Le cœur fragilisé par la vie aurait pourtant tellement besoin de dire, de s'exprimer, de s'ouvrir, d'être accueilli et écouté. Les enfants jouent avec des blocs; nous, les adultes, nous nous constituons des *blocages* intérieurs souvent faits de tous ces mots non dits, de tous ces maux du cœur non exprimés.

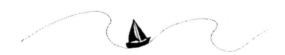

Chapitre 3

Limite atteinte...

Mais je ne suis pas seul!

Le 11 novembre 1996

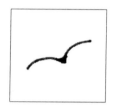

Je viens de mettre en terre, entre la remise et la clôture, une mouette probablement fauchée en plein vol. Elle avait... atterri sur le terre-plein du boulevard. Elle avait une aile un peu en l'air et je l'avais aperçue ce matin en allant à la clinique. J'ai pensé à elle au retour. Je l'ai cherchée du regard; elle y était toujours. Je lui ai creusé un trou et l'ai déposée en terre. Je suis venue chercher dans la maison le plus bel œillet et la plus belle rose de mon bouquet et j'ai éparpillé les pétales de fleurs sur son corps, puis l'ai recouverte de terre! Mouette, que fais-tu dans ma vie aujourd'hui? Tuée en pleine tentative d'envol ou quoi encore? On t'a volé ta vie, comme ça d'un coup sec, sans t'avertir, sans que tu aies possiblement eu le temps de réagir.

Il y a trois heures à peine, j'étais à la clinique de radiologie avec le médecin. Déjà depuis son appel, je me doutais de quelque chose. Ce matin, son regard a suffi. J'ai tout compris: «Ça n'a pas l'air beau», lui ai-je dit. «On a bien fait d'être prévenants», répondit-elle. Et elle m'a lu le rapport des biopsies. Comment ai-je réagi? Je m'en doutais bien, mais j'espérais encore que ce soit négatif. Est-ce que ça se peut? Une troisième fois, un troisième épisode de cancer à 44 ans? Après le sein gauche à 41 ans, c'est le sein droit à 44 ans. Elle a voulu me rassurer: le cancer du sein en est à ses tout premiers débuts, c'est limité et non envahissant. J'étais ébranlée... Ce n'est pas possible et pourtant oui, c'est bien vrai. Mes enfants, j'ai tout de suite pensé à eux. Ma priorité, ce sont mes enfants. Je lui ai parlé de ma sensation de négocier ma vie par tranche et par année. Le cœur voulait... pleurer, nier, crier, hurler. Je rêve, ce n'est pas vrai, pas possible, pas encore! Un tome III! Et la suite? Tout d'abord, trouver un bon chirurgien. Par ailleurs, mon cas sera discuté la semaine prochaine au «comité des tumeurs» en équipe multidisciplinaire. Les conduites à tenir varient et il y a les protocoles et les projets de recherches. Il est vrai que le rapport de pathologie n'est pas catastrophique, mais la réalité est là pour moi: le stress, l'anxiété, l'angoisse et l'inconnu encore une fois. Elle m'a offert un café; volontiers et, pour une fois, bien sucré. Quand j'ai parlé des enfants, les larmes sont montées. Je me pensais forte, presque prête même à retourner travailler et voilà, non, on recommence.

En entrant dans la voiture, j'ai pleuré... pleuré devant cette réalité qui me tombait dessus, encore une fois. Ça ne se peut pas. Pourvu que j'aie la force et surtout la... vie pour être avec mes enfants au moins jusqu'à leur âge adulte. Je vais me battre. J'ai pleuré et encore pleuré. Puis, malgré mes yeux rougis, je suis quand même arrêtée au magasin faire des courses. Il me faut avancer et régler le plus de choses possible avant la chirurgie. De plus en plus présente et forte en moi, s'installait la pensée suivante: c'est aujourd'hui que je commence mon livre. Cette nouvelle, c'est un coup de pied; je vais écrire, dire, partager mon vécu passé «live», comme on dit.

Puis m'est venue l'image d'une grande amie décédée d'un cancer du sein quelques semaines auparavant; j'ai pensé à son courage et, curieusement, je sentais une énergie m'habiter et un peu moins de peine. Il me revenait une phrase d'un texte d'un auteur inconnu disant: «Qu'est-ce que la vie? Une mission... accomplissez-la.» Je sentais un *certain* quelque chose à faire avec tout cela. Je suis ensuite allée à la papeterie acheter de beaux crayons, du papier blanc, un agenda 1997 et deux beaux calendriers illustrés pour les enfants. Curieuse réaction face à cette nouvelle: l'écriture... et le temps.

Dans le stationnement, j'ai écouté et attendu que se termine la chanson *Que c'est beau la vie*: un encouragement et une flèche en plein cœur en même temps. Le soleil, très présent à ce moment, était pour moi la présence de ma grande amie décédée. Quelques instants plus tard, on chantait à la radio «Vis ta vie, vis ta vie, n'aie peur de rien, ton étoile brillera demain». Ces paroles sont-elles pour moi aujourd'hui?

En rentrant à la maison, je constate qu'il y a des messages téléphoniques. J'attends. Comment annoncer cette nouvelle encore une fois à mes proches, à la famille et aux amis? Quoi dire et à qui le dire? Ma tête flotte. Mon cœur a mal, mais n'arrive pas à pleurer; mon âme se sent faible et écrasée. En moi résonne cependant le *oui* au soleil de ce matin, cette volonté de vivre et de me battre pour mes enfants. C'est toujours *oui* à la vie! Mon petit corps qui, pour une troisième fois, fabrique des cellules cancéreuses, dis-moi clairement ton message. J'aime la vie, j'aime le soleil, j'adore mes enfants. Malgré la nouvelle, je pense à la mouette et je dis merci pour la vie d'aujourd'hui. Pas facile à dire, à écrire et même à murmurer, mais la mouette m'a livré ce message.

Quelques mois plus tard, assise au salon, pansement au sein, le corps encore endolori et affaibli par la chirurgie de la veille, je regarde Noisette, notre petit hamster, couché sur le côté et agonisant. L'amie avec qui je parlais au téléphone me demande si j'ai pris la petite bête dans mes mains. «Non, je n'ose pas.» Cette question a déclenché une réflexion intérieure. De quoi a besoin une si petite bête au moment de mourir? Après le téléphone, j'ai sorti Noisette de sa cage. Je l'ai installé sur de petites serviettes chauffées et des copeaux de bois. J'ai déposé la petite bête emmaillotée sur un oreiller et je l'ai bercée comme un petit bébé. Il ne bougeait pas, respirait peu et avec difficulté. Je l'ai bercé et bercé encore durant de longs moments. Dans le fond, j'ai vite ressenti que c'est aussi moi que je berçais. Je berçais mon inquiétude du diagnostic suivant la chirurgie; je berçais mon anxiété et mon angoisse. À deux reprises, je me suis étendue et j'ai même sommeillé sur le divan, la tête à un bout de mon oreiller et le hamster à l'autre bout. «Qu'as-tu à m'apprendre, petite bête?» J'ai ainsi veillé Noisette tout l'après-midi et j'ai beaucoup pleuré. Par moment, j'avais de la difficulté à voir s'il respirait. J'ai cependant pensé qu'il attendait que les enfants reviennent de l'école pour mourir. Et c'est ce qui arriva. Curieusement, en ce lendemain de chirurgie, Noisette m'a apporté ce dont j'avais besoin: du repos, du calme, de la compagnie et de la douceur. J'espère avoir aussi apporté un petit quelque chose à cette petite bête qui avait tellement fait la joie des enfants.

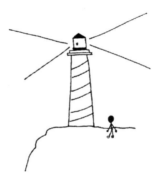

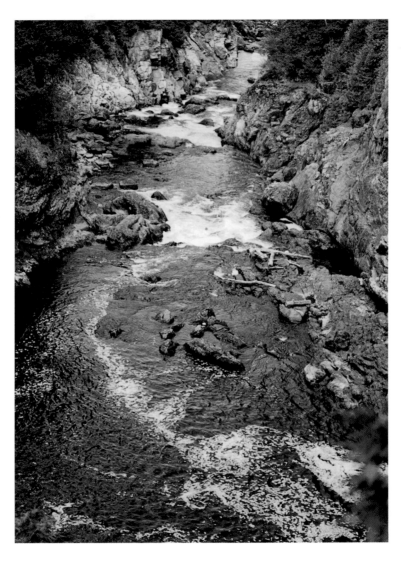

Les grandes secousses de la vie
nous font découvrir et apprivoiser
les forces insoupçonnées
qui nous habitent.

MALAISE SANS NOM

J'en ai ras-le-bol de tout cela.
Ça me bouffe et ça me mine.
Je me sens bizarre depuis quelques heures:
un malaise sans nom,
une envie de rien,
une énergie à plat,
une colère qui sommeille,
une tristesse qui m'étouffe,
un cœur blessé,
une sensation de vide,
un sentiment d'être vidée,
une nausée qui flotte,
un silence qui pèse,
une fatigue sans nom,
une absence qui prend toute la place,
une envie de rien ni de personne,
    sauf de cette présence et de cet amour
    qui me nourriraient le cœur et l'âme!

OÙ EST MA FLAMME DE VIE?

J'ai besoin... d'air
    de solitude, de calme,
    de tranquillité, de nature,
    de pureté, de vrai,
    de douceur.
J'ai besoin de me retrouver.

Je m'isole, je me retire volontairement
    de vos regards, de vos pensées,
    de vos préoccupations,
    de vos mains tendues, de vos tentacules.

J'ai besoin de crouler... seule,
        d'aller au fond de moi.
Il y a quelque chose de vital en moi
        qui est cassé, démoli,
        détruit, anéanti.

Laissez-moi trouver un espace de vie,
        une flamme de vie.
Laissez-moi retrouver ma flamme de vie.
À l'instant, j'accueille ce qui est pur et vrai,
    je ferme les yeux
    et je m'en vais au fond de moi, seule,
        seule avec moi-même...
C'est une question de vie, de Vie
    et pas juste de vie terrestre!
Mon âme a mal, trop mal.
Il n'y a que moi qui puisse aller
    au cœur de mon âme.
Je fais une courte prière, très courte!

J'AI PERDU MON FOULARD

Il était blanc et doux;
il me suivait partout depuis plusieurs années.
C'était un foulard trois saisons:
Je l'accrochais tard au printemps
    et le reprenais tôt à l'automne.

Il m'accompagnait au fil des jours
    pour mon jogging, mes randonnées,
    mes courses, mes promenades en forêt;
il m'a même accompagnée
    sur le sentier de l'Étoile, le chemin de Compostelle.
Il a épousé mes joies et mes peines;
plusieurs fois, il m'a servi à essuyer mes larmes discrètement.

Il m'entourait le cou, doucement,
    simplement et chaleureusement.
J'aimais quand il s'agitait au vent alors que je faisais mon jogging;
c'est comme s'il m'avait aidée à mieux respirer
    et à faire provision de l'air du matin.

Jamais je ne l'oubliais, étant souvent le premier mis
    et le dernier enlevé lorsque je m'habillais.

J'ai perdu mon foulard...
Quand? Où? Je ne sais trop.
Un beau matin, j'ai réalisé que je ne l'avais plus.
J'ai cherché, téléphoné, vérifié, demandé...
    rien, plus aucune trace.

Il faisait partie de moi, de mon identité.
J'ai vite réalisé à quel point il m'était précieux
    et à quel point sa chaleur et sa douceur m'enveloppaient bien.

J'ai froid au cou, ce matin, comme hier
    et plusieurs autres matins depuis que je l'ai perdu.
Où es-tu, cher foulard,
    mon ami, mon accompagnateur?
Je t'aimais beaucoup, tu sais.

J'aurais besoin de toi, particulièrement ce matin,
où mon cœur a froid
et où il coule des petites larmes en dedans de mon cœur.

N.B.: Deux jours plus tard, j'écrivais:
    L'air est bon et le soleil me réchauffe. Mon désir de ce matin:
    j'espère du plus profond de mon cœur que quelqu'un t'a trouvé,
    cher foulard, et j'espère que tu le réchauffes avec autant de chaleur
    et de douceur que tu l'as fait pour moi.

Mon cœur a mal... en son cœur

J'ai mal à mon cœur.
Je le sens tout triste, tout recroquevillé
    au fond de moi.
Il pleure en silence, par en dedans.
Il sent qu'il attriste, qu'il a fait et fait souffrir,
    qu'il a fait pleurer.

Il retient son souffle pour ne pas exploser
    de peine, de tristesse et, qui sait,
    de découragement et de colère.

Mon cœur veut aimer.
J'essaie bien de l'écouter.
mais j'ai souvent l'impression de le piétiner, de le brusquer,
    de lui marcher dessus.
C'est un peu comme s'il n'avait appris
    qu'une façon d'aimer,
et il s'avère que ce n'est pas toujours la bonne.

Mon cœur a mal en son cœur.
Ses yeux sont trop humides et mouillés
pour qu'il voie la route devant.

Je le sentais pourtant calme, léger et confiant.
J'ai même ressenti fortement sa volonté de vivre,
    son goût de vivre et les nombreux clins d'œil intérieurs
    qu'il me faisait, souvent avec un petit sourire en coin.
Mais aujourd'hui, il a baissé les paupières,
    il ne fait plus de clins d'œil:
    il est tout recroquevillé en dedans de moi
    et il laisse glisser discrètement les larmes, une à une,
    en se disant qu'il arrivera bien au bout de sa peine.

En silence, je l'écoute et je le berce
avec respect et douceur....
Il n'a pas besoin de mots,
il a juste besoin d'une présence qui l'accueille
et qui l'enveloppe!

Tu m'as bordée

Hier soir, j'étais fatiguée.
J'avais mal au ventre,
j'avais froid et j'étais triste...

Je suis allée me coucher, essayant de me trouver
une position confortable sous les couvertures.
J'étais gelée.

Tu es venue dans la chambre.
Je t'ai demandé une couverture supplémentaire.
Gentiment et doucement,
tu as déposé la couverture sur moi en m'enveloppant très bien
et tu m'as donné une bise, comme ça, spontanément.

J'avais l'impression d'être enveloppée
d'une douillette d'amour et de tendresse.
Tu ne savais pas l'objet de ma tristesse
mais tu l'as très bien ressentie, je le sais,
et tu as compris ce dont j'avais besoin:
besoin d'une couverture, c'est vrai,
mais surtout besoin de la douceur,
de l'amour et de la présence
de ma grande fille de 14 ans.

Merci ma grande d'avoir bordé... ta maman.
Tu peux donner beaucoup, crois-moi!

LES ANTENNES DE L'AMITIÉ

Je sens un vide en moi, un manque.
Je m'ennuie d'une présence douce et vraie,
    calme et sincère,
    pure et authentique.

Je ressens une grande tristesse au fond de moi.
Ce matin, j'aurais besoin d'une amie ou d'un ami.
J'aimerais que le téléphone sonne,
    que quelqu'un me demande «Comment vas-tu?»
Peut-être réussirais-je alors à toucher du doigt
ce grand vide, ce grand manque, cette grande soif intérieure.

N.B. Le téléphone a sonné alors que j'écrivais cette dernière phrase dans
mon journal. C'était ma grande amie. Merci la vie!

UN AMI COMME TOI

Je voudrais pleurer,
    j'aurais besoin de pleurer,
    de laisser sortir et couler sur mes joues
    des larmes de peine, de tristesse, des larmes de colère.
J'aurais besoin de laisser sortir
    cette ombre lourde qui m'étouffe en dedans.
J'aurais besoin de sentir couler sur mes joues des larmes de sang.

Ces larmes emprisonnées en dedans
    bloquent ma respiration et bloquent la vie;
    elles brouillent ma vue et m'empêchent de voir le soleil.
Ces larmes emprisonnées en dedans
    voilent mes élans d'amour
    et semblent avoir érigé un mur en moi,
    un mur de solitude et d'isolement.

Comme une enfant, j'ai, ce matin,
     besoin d'un ami comme toi,
     besoin d'un frère comme toi.
Oui, ce matin, Seigneur,
j'ai besoin d'un ami comme toi!

PRIÈRE DU MOMENT PRÉSENT

Seigneur...
Que ce qui doit arriver arrive.
Aide-moi à être dans le présent,
          à vivre le présent dans ce qu'il est.
Guide-moi, guide mes pensées, ma solitude,
     ma tristesse, ma peur et ma souffrance de ce matin.
Je ne veux rien dire à personne.
Je suis seule avec moi-même,
     seule avec ma réalité,
          avec mes doutes,
          avec mon inquiétude.
Qui peut comprendre, qui peut saisir?
Qui peut...? Il y a moi et moi.
J'ai un voyage à faire,
     un voyage à faire seule,
     seule avec moi-même,
     au cœur de moi-même.

Que sera aujourd'hui?
L'ombre d'hier ou l'aube de demain?
Que sera demain?
La trace d'aujourd'hui
     ou une plage de sable doux
     sur laquelle je déposerai mes pieds
     en y laissant des traces nouvelles,
     celles du moment présent?

Je suis seule avec moi-même.
Mais, Seigneur, dis-moi,
      est-ce que je suis *Un* avec Dieu ce matin?
Mon cœur a des doutes.
Tu sais, je le voudrais bien.
Je le voudrais tellement
      et, dans le fond, je l'espère tellement.

Ce matin, Seigneur,
      je ne sais plus trop comment faire.
Accueille-moi telle que je suis
      et, je t'en prie, reste près de moi,
         tout près de moi.

Avant de tourner la page...

«Je ne m'en sortirai pas, je n'en peux plus, j'ai envie de tout lâcher, et puis zut, trop c'est trop...» Autant d'expressions signifiant que notre limite est atteinte, que l'on est au fond du baril et bien seul en plus.

Ça peut être la sensation du *tout à coup, une grande envie de rien*, d'un quelque chose qui me mine et qui risque d'exploser ou encore d'un quelque chose qui me bloque en dedans et qui risque de tout faire déborder. Ce grand malaise s'appelle *avoir mal à sa vie*!

Personne ne peut vivre ma réalité à ma place, mais on peut s'épauler beaucoup. On n'est jamais complètement tout seul. Le cœur apeuré, épuisé, triste, abandonné, bref le cœur blessé a besoin de présence, de douceur et de réconfort. Il a besoin d'une grande oreille en la personne d'un ami, d'un parent ou d'une ressource extérieure; une grande oreille qui l'accueillera et l'enveloppera de respect, de compassion, d'écoute et d'amour. Il faut cependant tendre la main et s'ouvrir les yeux pour apercevoir l'autre. Il y a aussi ce petit moi intérieur qui n'attend que l'occasion pour échanger et passer un moment seul à seul avec mon cœur.

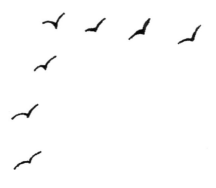

Chapitre 4

La vie continue autour de moi

La nature me parle

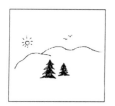 Enfant de la ville, toute petite, je ne me faisais pas prier pour *aller jouer dehors*. Mes poupées ont vite appris qu'une fois habillées, c'est à l'extérieur qu'on allait s'amuser. À la campagne, j'adorais jouer avec les grenouilles, aller à la pêche sur le bord de la rivière, assise sur ma grosse roche; j'avais mon petit jardin et les couleuvres aimaient y tracer leurs tunnels. Le plus merveilleux cadeau de mon passage à l'école primaire fut d'avoir gagné, lors d'un concours de dessin, une petite pousse d'érable, laquelle fut mise en terre en banlieue, chez une tante. Adolescente, j'aimais marcher dans la nature, le long des voies ferrées: c'était mon havre de tranquillité et mon refuge. J'ai par ailleurs toujours eu cette impression d'être branchée en direct sur l'énergie revitalisante du soleil. Amoureuse des levers et des couchers de soleil, j'ai risqué les pires acrobaties et imprudences pour ne pas rater un coucher de soleil.

Un certain jour, ébranlée par l'annonce des résultats positifs des biopsies, c'est tout d'abord dans un parc, tout près d'une rivière, que je me suis réfugiée pour y déposer ma peine. Durant mes périodes de convalescence, la nature est devenue une vraie oasis de repos, un lieu de confidences et de défoulement, un nid de ressourcement. Les oiseaux sont maintenant devenus mes copains. J'ai appris à m'arrêter pour les écouter et pour les regarder. Ce sont de grands messagers. Les arbres sont des maîtres pour moi, les fleurs, des amies. Il fut une période où je recherchais les chutes, les rivières et les lacs: j'avais alors un immense besoin de bruits d'eau, de courant de vie et de fluidité.

Ces dernières années, la nature m'a souvent tenu lieu de maison, principalement dans les grands moments de réflexion, de questionnement, de tristesse ou encore d'anxiété, sans oublier les moments de joyeuses célébrations. J'avais le tronc d'arbre pour fauteuil, les branches d'arbres pour toit, l'herbe pour lit, des branches sèches pour oreiller, une roche pour table, le soleil pour horloge, la lune pour lampe, le chant des oiseaux comme musique de fond et, à l'occasion, l'arc-en-ciel comme œuvre d'art. J'ai même passé une nuit complète, seule au milieu de la forêt, étendue sur une roche à la belle étoile. J'avais besoin de vivre cette expérience.

Assise sur le bord d'un étang, j'ai un jour ressenti à quel point je m'étais coupée depuis un bon moment de la nature, cette ressource unique. Je disais aimer la nature, mais je m'y retrouvais de moins en moins souvent, coincée que j'étais par le travail, les multiples occupations et... les nombreuses excuses. Amenée au pied du mur par la maladie, j'ai ressenti combien la nature a quelque chose de contagieux: son énergie, sa vitalité, sa sérénité. Pour rester en vie, il me fallait rester dans le courant de la vie, et la nature, c'est la vie. La nature, c'est la vie qui traverse les intempéries, le gel, le froid, le vent, la sécheresse, mais qui y survit souvent à notre grande surprise. Cette image me parlait beaucoup et me parle encore.

La nature est un grand miroir, un maître, une présence, une ressource, une source de guérison et d'inspiration.

> Miroir de ma fragilité et de ma vulnérabilité; cependant sa fragilité ne l'empêche pas de passer à travers les saisons.
>
> Maître, elle regorge de messages quand je me donne la peine de m'y arrêter, de l'écouter, de l'observer, de lui toucher et de me laisser toucher par elle.

Présence, elle est prête à m'accueillir, à m'écouter, à m'offrir douceur et confort, douceur et réconfort. Le soleil symbolise désormais pour moi une présence chaque jour différente, mais toujours fidèle. Cette présence me fut d'un grand secours dans une période de lourde solitude. *Je suis là et je reste là*, semblait me dire le soleil couchant. *À demain matin!*

Ressource, une ressource permanente qui s'adapte à mes besoins, une ressource variée et... gratuite en plus.

Source de guérison, elle aide à guérir et à cicatriser non seulement mon corps, mais aussi et surtout mon cœur et mon esprit.

Source d'inspiration, elle m'a invitée à la dessiner, à l'écrire et à la chanter. Elle stimule la créativité, et créer, c'est se donner un souffle de vie.

Les oiseaux, par exemple. Je les regarde, je les écoute, je les observe, je les admire, je les cherche du regard, je les nourris, je les ramasse, je les soigne, je leur parle, je leur souris, je les abreuve, je protège leur nid, je cours après eux, je les fais s'envoler, je les regarde planer dans le vent, je les suis du regard, je les envie de voler, je les trouve fragiles, vulnérables. Il m'est arrivé de border un oiseau malade et d'enterrer des oiseaux morts. J'apprends énormément d'eux. Les oiseaux... je les aime! J'ai beaucoup côtoyé les oiseaux, particulièrement ces dernières années. Au fil des jours, j'ai vécu auprès d'eux toutes sortes de situations et d'aventures sources de réflexion et qui m'ont amenée à écrire plusieurs histoires d'oiseaux. J'aime me rappeler et relire ces histoires d'oiseaux; ce sont des histoires vraies et elles me parlent beaucoup.

J'ai un jour trouvé un oiseau blessé sur le bord d'une fenêtre de la maison. Blessé à l'aile, il ne pouvait voler et me fixait de son regard noir profond et apeuré. Je lui ai apporté de la nourriture et de l'eau. Voulant le protéger des animaux, j'ai pensé lui construire une cage en broche. À la recherche de matériaux, je me suis approchée de lui, ne sachant trop que faire. Ma cage l'empêcherait peut-être de s'envoler quand il s'en sentirait capable. J'ai pris le temps de m'arrêter et de le ressentir. «Aide-moi à reprendre mes forces, mais ne m'empêche pas de voler.» C'est ce qu'il semblait me dire. J'ai mis de côté mon projet de cage. Il mangeait, buvait et faisait de petits sauts en battant de l'aile. J'étais perplexe. Un moment plus tard, il avait disparu. J'ai compris qu'il s'était envolé... il avait réussi. Je voulais le protéger de sa vulnérabilité d'oiseau blessé. Il avait ressenti sa grande vulnérabilité, l'avait vécue, dépassée et il s'était envolé. Quelle leçon de vie!

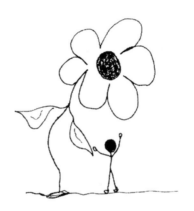

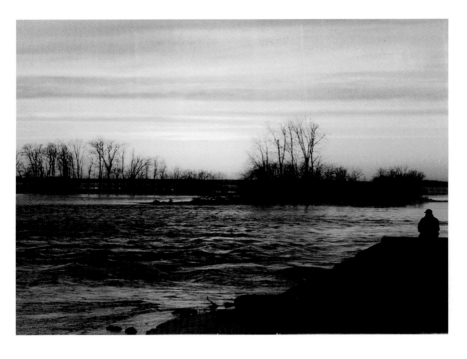

Savoir m'arrêter,
regarder et écouter
pour percevoir et saisir
les messages de la nature et de la vie!

Redevenir perméable à la vie

On se protège ...
>> du froid... et du chaud,
>> du soleil... et de la pluie,
>> du vent et de la foudre,
>> de la poussière et de la pollution.

On isole... les murs des maisons.
On insonorise... les murs des appartements.
On a recours aux «petits bouchons» pour les oreilles afin d'être en paix.
On imperméabilise...
>>> les bottes, les tissus des vêtements,
>>> les toiles des tentes,
>>> sans oublier les tissus des fauteuils et des divans.

Mais vous savez quoi?
À force d'essayer de tout rendre imperméable
>> autour de nous et sur nous,
j'ai bien peur que l'on ne soit aussi devenu...
>> imperméable... à la vie
>> et le cœur imperméable... à l'amour.

Ce matin, j'ai un besoin criant
> de redevenir *perméable à la vie*:
>>> perméable au chant de l'oiseau,
>>> perméable au soleil chaud sur ma peau,
>>> perméable à la rosée sous mes pieds nus,
>>> perméable à la pluie qui me mouille
>>>> et dont j'avale les gouttelettes,
>>> perméable à l'odeur et à la sensation de la terre
>>>> froide entre mes doigts salis,
>>> perméable au goût salé de mes larmes sur mes joues,
>>> perméable à la douceur d'une caresse sur mon front.

Ce matin, j'ai un besoin vital
>>> de... redevenir perméable à la vie.

DEVANT TOI

Tu es imprévisible,
    chaque jour différent!
Tu es unique,
    plein de vie, de couleurs, de sécurité,
    de chaleur, de grandeur et d'immensité
    et c'est ce qui est merveilleux.

Tu te lèves
    et tu offres ce que tu as de plus beau.
    Tu rayonnes,
    tu brilles,
    tu te faufiles,
    tu irradies,
    tu pénètres,
    tu t'élances spontanément,
                naturellement,
                dans la confiance,
                aux yeux de tous,
                sans te cacher,
                sans te soucier
                    des imperfections nuageuses de l'entourage.

Tu te lances
    et tu t'élèves plus haut,
    toujours plus haut,
    lentement, tout lentement cependant,
    comme pour nous laisser le temps,
    un si court temps,
    de te regarder déployer ta beauté et ta splendeur.

Tu sais,
je saisis de mieux en mieux
    ce que j'aime en toi.
Tu es ce que tu es
    dans la simplicité et l'énergie du moment.

Tu oses te pointer,
   te lancer dans l'inconnu de la journée,
   ce qui crée chez moi
   une réaction de joie,
   une excitation toujours nouvelle et différente.
Je me sens alors comme une enfant
   à qui tu offrirais un gros cadeau surprise
   et, à chaque fois, je n'en crois pas mes yeux;
   j'en ai le souffle coupé.

Oui, je saisis de mieux en mieux
   l'effet que tu me fais.
Quand tu te lèves comme ça,
   à la fois timidement, doucement,
   mais aussi sûr de toi et tout imprégné
      de cette majesté que tu dégages,
   alors la beauté de ce que tu me montres
   se lie inévitablement et amoureusement
   à ma petite flamme intérieure.
Tu sais,
je veux te dire,
dans le silence des mots de mon cœur d'aujourd'hui...
   «Merci, Soleil, de m'avoir réveillée ce matin
   pour que j'assiste à ton lever!
               Merci, Soleil, pour ton clin d'œil divin!»

LA VALSE DES MOUETTES

Le soleil se préparait à se coucher.
Il avait revêtu sa robe de nuit orangée
qui l'enveloppait à merveille
dans la joie, la lumière,
la chaleur et la beauté.
Tranquillement, il s'éloignait tout doucement, il se dérobait à mon
   regard.

Les mouettes,
des centaines, voire des milliers,
s'étaient posées sur la rivière
et se laissaient porter par le courant.

Un grand nombre volaient au-dessus de la rivière,
à basse altitude,
dans un mouvement de va-et-vient et d'aller-retour,
comme si elles valsaient autour de quelque chose
ou de... quelqu'un...
J'admirais ce spectacle dans le silence du moment
et quelle ne fut pas ma surprise
de constater que ces centaines de mouettes,
elles que l'on est habitué
d'entendre crier de leur cri particulier et perçant,
étaient silencieuses.

Elles volaient, planaient,
puis se laissaient bercer par le courant,
dans le silence de ce coucher du soleil,
comme pour ne pas éveiller
ou empêcher de s'endormir
la nature qui allait bientôt
sombrer dans la noirceur de la nuit.
Quel spectacle magnifique
que cette «valse silencieuse des mouettes»;
on aurait dit qu'elles accomplissaient un rituel,
dans le plus grand respect...
Valsaient-elles pour le soleil couchant?
Je me suis laissée imbiber et pénétrer
par l'atmosphère et l'énergie particulières de ces instants...

Plus je me laissais imprégner
de la beauté et du silence
du spectacle qui s'offrait à moi,
plus je ressentais la grandeur
et la profondeur de la présence qui l'animait,
une présence toute pleine,

une présence qui enveloppe,
une présence qui n'avait besoin,
pour se manifester et pour se dire,
que du silence de la valse des mouettes
et du soleil couchant:
une présence... sacrée.

LE RUISSEAU ET L'ARBRE

J'imagine et je vois
un ruisseau qui coule
laissant entendre un bruit
qui charme les oreilles...
De chaque côté du ruisseau,
des arbres et des arbustes
qui sont là tout simplement
et bien fièrement.
Ils connaissent l'importance
de leur rôle, de leur présence.
Ils accueillent le lit du ruisseau,
le lit du courant, le lit de la vie.

Je me sens dans la peau,
je devrais dire dans l'énergie,
de l'un de ces arbres.
Plutôt droit à sa base,
il a une branche qui fait angle
et surplombe le ruisseau.
L'arbre n'est pas le ruisseau,
le ruisseau n'est pas l'arbre.
Ils sont complices d'un courant,
le courant de la vie.

Ce matin, j'ai marché... avec la lune!

Il faisait encore noir.
J'ai quand même décidé d'aller faire ma promenade du matin.
En entrouvrant la porte, j'ai vu le sol tout mouillé
et la pluie qui dégouttait le long de la corniche de la maison.
Levant les yeux, quelle ne fut ma surprise
d'apercevoir un ciel plein d'étoiles
et surtout une belle lune encore pleine pour l'œil non averti.
Aucune hésitation: je me mets donc en route
avec un sentiment étrange cependant.
Comment une pluie si récente peut-elle avoir été remplacée
par un si beau ciel étoilé?

J'ai pris mon chemin de marche du matin.
Plus je courais et plus j'avançais,
plus j'avais l'impression que la lune... m'accompagnait,
qu'elle marchait avec moi, dans ce pas à pas matinal.
Mon cœur était tout heureux
de l'agréable sensation de *marcher avec la lune*.
Oui, c'est vraiment ça.
Elle est là, elle m'attend, elle respecte mon rythme,
elle m'attend même au détour d'un coin de rue!
Elle est là,
comme une compagne fidèle qui ne s'impose pas,
mais qui enveloppe de sa présence.

Tout en marchant, j'aperçus à un moment donné
un oiseau mort fauché par un véhicule.
Du bout de mon pied,
je l'ai doucement amené contre la chaîne du trottoir
pour éviter qu'il ne soit à nouveau écrasé sous la roue d'une voiture.
J'ai repris mon pas.
Un instant d'hésitation et j'ai regardé la lune à nouveau.
Elle semblait d'accord avec moi.
Je suis allée un peu plus loin,

j'ai pris un tas de feuilles d'automne
et je suis revenue sur mes pas
pour les déposer sur l'oiseau mort.
Ce fut ma façon à moi de saluer cet oiseau inconnu
et de le remettre à la nature.
J'ai repris ma route toujours avec cette compagne fidèle
de ce matin d'automne, un matin bien spécial
où j'ai vraiment senti la présence aimante de la lune,
elle qui attendait que je sorte pour marcher avec moi.
Merci, la lune!

PRIÈRE SANS PAROLES

La nature est calme ce matin:
pas de vent, peu de mouvement,
on dirait un tableau peint.
Il n'y a que l'eau de la rivière qui coule machinalement
et encore faut-il l'observer avec attention pour la voir avancer
en emportant, de temps en temps,
les quelques blocs de glace et de neige
que le rivage lui a cédés.
Les branches dénudées des arbres
s'élèvent et s'élancent vers le ciel.
On dirait qu'elles lèvent les bras vers le ciel,
comme une grande prière, comme une grande incantation.
Elles semblent dénudées, ces branches,
et pourtant, je devine sur certaines
des bourgeons déjà accrochés.
D'autres branches ont jalousement gardé leur dernière série de
    feuilles...
comme pour se garder une pelure, une couverture contre le froid.

Par ce matin nuageux et apparemment sans vie,
j'ai l'impression que les arbres prient,
qu'ils sont recueillis dans le calme et dans le silence.

Tout semble arrêté,
tout semble figé,
tout semble mort
et pourtant, je devine
que la vie est là,
qu'elle se repose,
qu'elle médite,
qu'elle se recueille
et qu'elle prie.
Une prière sans paroles,
c'est peut-être ce que font ces arbres ce matin,
c'est peut-être ce que mon cœur a besoin de faire ce matin.

EN ATTENDANT QUE NAISSENT LES ÉTOILES

Assise sur une roche,
le dos appuyé contre la porte de la grange,
je savoure les minutes qui suivent le coucher du soleil.
C'est mon petit nid de fin de soirée depuis quelques jours.
Tout est calme, tout est silence,
à part le chant particulier d'un groupe d'oiseaux
et le bruit lointain d'un tracteur.
La barre horizontale au sommet de la grange,
juste au-dessus de ma tête,
est maintenant vide des pigeons
qui aiment bien s'y poser durant le jour.
Du côté du soleil couchant,
le ciel a gardé une douce couleur rosée;
les silhouettes des arbres s'impriment
et se dessinent progressivement
comme sur une toile d'artiste.
Pas un soupçon de mouvement de feuilles.
Tout est calme, tellement calme.

Je suis seule dehors.
À l'horizon,
j'aperçois des nuages qui me font sourire;
on dirait les deux yeux en amande
et la bouche un peu moqueuse
d'un personnage bizarre.

Puis mon regard se lève vers le ciel:
une étoile, une seule étoile au firmament.
Je la regarde, je la fixe, je l'apprivoise;
on dirait qu'elle me regarde aussi,
qu'elle me parle juste à moi.
J'ai beau scruter le ciel,
il n'y a qu'elle à cet instant précis.
J'ai alors la sensation profonde
qu'il s'agit de «mon étoile»,
de celle que je cherche depuis longtemps.
Vous savez pourquoi?
Le regard vers le ciel,
je constate que je regarde l'étoile
la bouche entrouverte,
avec émerveillement et abandon,
comme le font les enfants
et comme je ne l'ai fait depuis longtemps.
Je viens de retrouver
cette ouverture et cette naïveté des enfants
que trop souvent nous, les adultes, avons perdues.
Une grande, une immense joie m'envahit alors.
Je ne peux que lui sourire, à mon étoile,
et lui faire un beau clin d'œil.
Bientôt, une deuxième et une troisième étoile
naissent et apparaissent au firmament,
puis des centaines d'autres s'y ajoutent au fil des minutes.
La nuit tombe de plus en plus
et le firmament se tapisse d'un magnifique ciel étoilé.

Quelques heures plus tard, au lever du jour,
sortant de ma tente,
je me retrouve sous une féerie d'étoiles.
On dirait qu'elles m'attendaient,
là, au-dessus du champ.
À cette heure très matinale,
peut-être les étoiles ont-elles besoin
d'un peu de compagnie.
Je leur souris à nouveau
et leur fais un clin d'œil complice.
Tout à coup, j'ai la surprise
d'entrevoir, du coin de l'œil,
une première étoile filante, puis une deuxième.
Aucun doute!
Tout imprégnée de cette immensité
fourmillante d'étoiles,
j'ai soudain l'impression
que les étoiles jouent…
Oui, elles jouent à cache-cache entre elles,
ou peut-être est-ce à la couraille.
Ce qui est certain,
c'est qu'elles jouent entre elles en silence,
là-haut, dans le ciel,
et je crois qu'elles sont heureuses
que j'assiste à leur jeu,
avant d'aller dormir à leur tour.
Les étoiles aiment bien s'amuser ensemble
et aucun télescope au monde
ne saurait capter leur jeu.
Je participe à leur jeu à ma façon,
en faisant quelques pas de danse
et quelques sauts dans le champ.
J'ai l'impression qu'elles saisissent
à quel point je suis heureuse
de les voir et d'être avec elles,
ces étoiles grâce auxquelles j'ai retrouvé
un peu de mon innocence d'enfant.

Tout doucement et une à une,
elles s'éteignent;
une seule reste encore visible un moment.
Je lui envoie une douce bise et un clin d'œil.
Je crois bien qu'elle me répond
par un clin d'étoile!
Je lui murmure: «Merci, mon étoile,
et... bonne nuit. À ce soir!»

LA VIE

C'est un oiseau, elle est fragilité et liberté;
c'est une fleur, elle est ouverture et beauté;
c'est un arbre, elle est force et croissance;
c'est une mer, elle est rythme et immensité;
c'est un soleil, elle est chaleur et lumière;
c'est une étoile, elle est flamme intérieure et confiance;
c'est un pont, elle est liaison et passage;
c'est un phare, elle est direction et guide;
c'est un sentier, elle est découverte et cheminement;
c'est un pèlerinage, elle est effort et recherche;
c'est un enfant, elle est espoir et innocence;
c'est une prière, elle est lâcher prise et silence;
c'est un cadeau, ouvrez-le!

Avant de tourner la page...

Pour rester en vie, il nous faut rester dans la vie. La vie est là, tout autour de nous et elle est contagieuse. C'est la seule contagion souhaitable. La nature, c'est la vie.

Il est cependant des jours où le beau soleil peut nous faire pleurer, parce qu'on a l'impression qu'il ne brille pas pour nous et qu'il rend les autres heureux. La vie continue autour de moi, mais ne me rejoint peut-être pas. On peut même se sentir *blindé*. Redevenir perméable à la vie, c'est justement rouvrir les pores de notre peau et celles de notre cœur à la vie qui nous entoure. On peut le faire personnellement ou encore se faire aider, puisque ce type d'aide existe.

L'énergie de la vie qui nous entoure par la nature peut guérir les plus graves blessures du cœur. Brancher notre cœur sur la vie de la nature, c'est s'offrir le plus beau cadeau. Se trouver un petit havre de tranquillité et de ressourcement dans la nature, c'est se faire un double cadeau. Nos sens sont des alliés précieux de notre guérison intérieure. Il suffit de dire oui et de se laisser guider pour expérimenter et aller chercher ce dont le cœur a le plus besoin. Il nous faut cependant parfois taire les mots pour écouter le silence de la nature, un silence plein de vie et de messages.

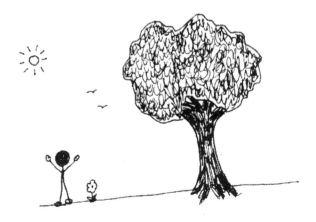

CHAPITRE 5

EN MON FOR INTÉRIEUR

LA VIE CONTINUE EN MOI

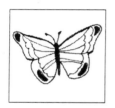

Tout est fouillis en dedans.
Tout respire l'«écœurite» de tout ce qui est
    bloqué, arrêté, suspendu, de tout ce qui
    est sentiment négatif, peur, angoisse.
Je ne suis pas bien intérieurement,
    lasse de cette fatigue lourde et épuisante.
La vie est pourtant là ce matin, autour de moi et... en moi.
J'ai du mal à m'y accrocher.

J'écrivais ces notes dans mon journal, tout en jetant un coup d'œil à la chandelle qui me tenait compagnie à cette heure matinale d'un jour de janvier. Je fixais la flamme, me faisant la réflexion que ma flamme intérieure était bien faible ce matin-là. J'étais là, pensive, la plume suspendue au-dessus de la feuille, le mouvement d'écriture arrêté. Tout à coup, plus de flamme. La chandelle était éteinte. Une chanson de mon enfance m'est venue à l'esprit. *Au clair de la lune... ma chandelle est morte, je n'ai plus de feu, ouvre-moi ta porte...* La chandelle aurait pu brûler encore longtemps, pourquoi s'était-elle ainsi éteinte? La chandelle venait d'éteindre sa propre flamme; en fait, elle avait étouffé sa propre flamme. *Étouffer sa propre flamme.* Cette pensée résonnait en moi.

Cette situation m'a amenée à penser à mes plantes qui demandent à être arrosées régulièrement. Il m'arrive de ne pas les arroser, parfois parce que j'oublie et, à ce moment, je m'empresse de le faire dès que je m'en rends compte, parfois parce que je n'ai pas le goût de les arroser tout simplement. Facile à dire, mais dangereux pour les plantes. À un moment donné, j'ai fait un lien. Quand ma flamme intérieure de vie chancelle et risque de s'éteindre, à ce moment, je n'ai ni le goût, ni l'envie, ni l'énergie, ni le cœur d'arroser mes plantes. Les plantes ont soif; j'ai aussi soif intérieurement et rien n'arrive, aucune eau, aucune ressource intérieure pour raviver la vie en moi.

Je respire donc je suis, c'est vrai! Cela correspond peut-être davantage à exister plutôt qu'à vivre. Face à la réalité de la maladie et à d'autres périodes plus sombres et difficiles de ma vie, il m'est arrivé de me dire: *Je ne veux pas mourir*. Cette réflexion signifiait sans doute *Je veux vivre*, mais ne signifiait pas nécessairement *Je veux vivre ma réalité*. De quoi avais-je le plus peur, de mourir ou de vivre ma réalité? Et c'est alors que la flamme de la chandelle peut vaciller et risquer de s'éteindre.

La vie nous réserve parfois des temps forts, des temps de décision et de choix vital. J'étais sur le chemin de Compostelle; j'avais entrepris, avec ma grande amie, d'y marcher durant trois semaines, le sac au dos. Nous étions à l'étape de la montée des Pyrénées. La route me demandait beaucoup d'efforts physiques. La nature était splendide, les paysages magnifiques. Nous marchions, pas à pas, minute après minute. Nous avions convenu d'aller chacune à notre rythme et de nous rejoindre plus haut dans la montée. Je marchais et j'avançais en me demandant bien à un moment donné ce qui m'avait pris de me lancer dans une telle aventure. Je prenais conscience de chaque pas et de l'effort physique que cela me demandait. J'avais l'impression que chaque pas sur la route me faisait descendre d'un pas à l'intérieur de moi. J'avais la sensation de toucher en moi un petit coin peu connu; un étrange sentiment m'habitait. Je marchais, un pas, un autre pas. À un certain moment, je me suis arrêtée d'un coup sec; l'élan venait de

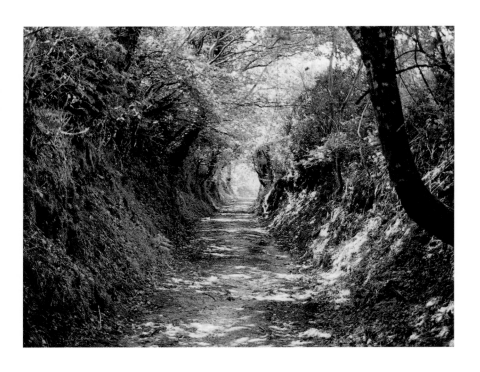

L'essentiel,
ce n'est pas de savoir où va la route,
mais plutôt de sentir
que l'on est sur le bon chemin…
C'est la magie du cheminement!

couper. J'avais l'impression de me retrouver sur le bord d'un précipice, mon précipice intérieur. Tout à coup, je ne sentais plus le poids de mon sac à dos, mes bottines ne me faisaient plus mal aux pieds. Une pensée très forte m'envahissait: *Si je le veux, tout s'arrête ici!* Ébranlée par cette pensée, je n'avançais plus, pas un pas de plus. Je me sentais paralysée au bord de cet immense précipice; tout était arrêté. Quelle était cette pensée qui m'habitait? Allais-je mourir? Je restais immobile, pénétrée de ce questionnement. J'avais une réponse à donner, à me donner intérieurement, je le sentais bien. *Oui* ou *non*? Mon cœur battait fort, très fort. Le précipice en moi était profond, un gouffre avec l'impression de quelques secondes interminables. Mon cœur balançait entre le oui et le non. J'ai touché le bout du tunnel, le bout de mon tunnel intérieur. Je n'avais plus aucune force... *Oui* ou *non*? Je sentais que quelqu'un attendait la réponse et que moi seule pouvais la donner. Ces secondes m'ont paru une éternité. La réponse est venue; *oui*, je veux continuer, *oui*, je veux vivre! Le oui avait été donné, murmuré, hurlé, pleuré intérieurement. J'étais sans force et complètement épuisée. À qui ou à quoi m'accrocher? Toujours immobile, j'ai baissé les yeux vers le sol. Un caillou, j'ai aperçu un caillou et l'ai ramassé. Je l'ai serré fort dans ma main comme pour vraiment m'accrocher à lui, comme pour y puiser la force et l'énergie que je n'avais plus. J'ai refait un pas, un premier pas, un nouveau premier pas et j'ai repris la route. Le précipice n'était plus là intérieurement; tout était calme. Je respirais à nouveau l'odeur de la nature et le soleil de fin d'après-midi m'enveloppait merveilleusement. Tenant toujours la roche dans ma main, je me suis recueillie, encore ébranlée de ce que je venais de vivre, mais tellement plus légère intérieurement et, curieusement, même le sac à dos était beaucoup moins lourd. Je venais de dire oui à la vie, oui à la vie en moi. Je ne faisais plus qu'exister, je vivais et je respirais la vie. Une roche, pourtant si dure, m'avait fait craquer le cœur et ouvrir l'âme. Au cœur des Pyrénées, était venu pour moi le temps de redire mon oui à la vie.

Cœur robotisé

C'est mon cœur qui a froid
    et qui est froid.

C'est mon cœur qui ressent qu'il doit laisser tomber
    ses armes et ses larmes.

C'est mon cœur qui est à *fermé*
    et qui ne semble plus trouver le bouton *ouvert*.

C'est mon cœur qui palpite
    à cause de tout ce qui l'habite,
    à cause de tout ce qu'il évite.

C'est mon cœur qui étouffe
    tellement il est à bout de souffle.

C'est mon cœur qui a l'impression de vivre en désaccord
    avec ce qu'il livre, avec ce qu'il enseigne.

C'est mon cœur qui se sent *à sec* dans son for intérieur,
    bien qu'il se trouve sous la pluie torrentielle du quotidien.

C'est mon cœur qui se retrouve sur un sentier sans issue,
    alors qu'il rêvait de croisées de chemin s'ouvrant sur l'horizon.

C'est mon cœur qui casse tout à l'extérieur
    parce qu'il est tout cassé à l'intérieur.

C'est mon cœur qui ne sait pas parce qu'il ne sait plus,
    qui ne veut pas parce qu'il ne veut plus,
    qui ne croit pas parce qu'il ne croit plus... en lui.

C'est mon cœur qui bat et respire au rythme de l'autre,
    ayant perdu son rythme autonome vital.

C'est mon cœur qui a l'impression d'être tout refoulé dans son
    expression
    tellement il a refoulé ses émotions et ses frustrations.

C'est mon cœur qui envoie des messages partant de mon corps,
épuisé qu'il est que je lui conte des mensonges
et que je lui dise d'attendre.

C'est mon cœur qui a l'impression d'avoir fait des petits pas de
guérison certes,
mais qui ne se sent pas encore guéri intérieurement.

C'est mon cœur qui a l'impression de prier de façon automatique
et décousue,
mais qui prie quand même ce matin, parce qu'il en a
grandement besoin!

PANNE SPIRITUELLE

Ce que je ressens,
je ne puis le nommer:
c'est inqualifiable.
Un vide, un trou,
une peur, une panique,
une panne, oui, une *panne spirituelle:*
celle qui fait refroidir
et sécher le cœur,
celle qui ne trouve plus
sa source d'alimentation,
celle qui fait que le cœur
se sent déposé
au bord d'une falaise
ou au milieu d'une foule empressée.
C'est quoi ça, Seigneur?
Où es-tu? M'entends-tu?
Mon cœur ne peut que soupirer,
mon âme ne peut que
crier ou... pleurer.

Pourtant, j'aime la vie,
j'aime le soleil
et je t'aime, Seigneur.
Pourquoi ce vide immense,
pourquoi ce vide énorme
qui remplit tout en dedans?
Dis, Seigneur,
est-ce que tu te sentais aussi
un peu comme ça
quand tu étais dans le désert?
Je suis dans un désert,
je suis un désert!
M'entends-tu?
J'ai besoin d'aide.
J'ai besoin d'un signe de toi,
un tout petit signe!

TOMBE D'ÉPINES ET DE FLEURS

J'ai ouvert la porte
pour laisser entrer l'air printanier.
Urgent besoin d'oxygène!
Assise au soleil,
j'ai regardé éclore les bourgeons roses fleuris
qui levaient déjà leurs timides pétales
vers le ciel d'un bleu épanoui et complice.
Les chants des oiseaux aux multiples tonalités
me rejoignent en plein cœur,
comme si mes oreilles me servaient d'antennes.

Je suis là, à être tout simplement.
Tout est beau, calme, harmonieux, ensoleillé
et pourtant...
Quel est ce sentiment étrange qui m'habite
et qui m'envahit?

Quel est ce malaise qui fait palpiter mon cœur?

J'attends, je vis l'attente.
J'attends quoi, j'attends qui? Je ne sais trop.
Se pourrait-il que j'attende
de plonger au plus profond de moi
pour dépasser quelque chose
qui m'est encore inconnu?

Plonger au plus profond de mon être
ou encore m'ouvrir à l'immensité
de l'univers qui m'accueille
et que je respire à chaque seconde?
Je ne crois pas avoir vraiment besoin de savoir.
J'ai juste besoin… d'accepter ce qui est…
                    et de dire *oui*.

LA TÊTE A DOUTÉ DU CŒUR

La tête a hésité,
        a posé beaucoup de questions,
        a douté,
        a voulu savoir.

La tête a douté du cœur
        et du chemin qu'il était prêt à prendre.
Insécurité, manque de confiance, manque d'ouverture,
        trouille à m'engager, peur de l'inconnu,
        peur du brouillard qui pourrait envelopper la route.

C'est l'histoire d'un jour,
        mais c'est aussi l'histoire d'une vie.
Faire sans faire jusqu'au bout,
        entrer par la porte principale et sortir en sourdine par la porte
        arrière;

vouloir tout faire, incapable de dire non
et devoir me désister discrètement,
me faire accroire que...
et tomber de haut en vivant mes limites et ma réalité.

Ce matin, j'ai envie
de laisser se lever le brouillard
qui m'enveloppe et m'habite
et de laisser percer le soleil.

Laisser agir le soleil
et laisser germer en moi les semences du *oser:*
oser dire oui, oser rêver,
accepter le changement qui vient, accepter de changer,
oser, oser tout simplement....
oui, j'ai besoin d'*oser, oser* dans un premier temps.
C'est déjà me donner une grande permission et une grande
ouverture.

Laisser se faufiler en moi
l'énergie du rêve, du nouveau, du différent,
Laisser éclore la petite graine qui s'appelle
«j'ai envie de...
j'ai le goût de...
j'aimerais...».
Laisser naître les idées qui peuvent paraître
curieuses ou fofolles.
Laisser monter en moi la folie, la magie du défi de la vie.
Me laisser être et vivre tout simplement.
Me rappeler qu'oser croire en la vie,
c'est prendre le plus grand et le plus beau risque,
celui de grandir!

Deux couches de nuages

Matin venteux, ciel orageux.
Reprenant mon souffle après ma promenade,
je m'assieds sur une roche.
Je lève les yeux vers le ciel
et je prends une bonne respiration.

Là-haut dans le ciel,
je vois des nuages grisâtres qui avancent très vite.
Ils sont petits, effilochés et semblent chargés de pluie.
Ils semblent courir, balayés par le vent.

Tout à coup, entre deux silhouettes de ces nuages,
j'aperçois d'autres nuages, blancs ceux-là.
Ils sont là en deuxième rangée, en arrière-plan.
Ils ne courent pas, eux, ils semblent
    flotter tout simplement dans le ciel,
        se laissant emporter tout doucement par le vent.
Pour l'instant, je n'aperçois pas le ciel bleu
    derrière cette seconde rangée de nuages
    et pourtant, il est bien là.

Ce tableau des deux rangées de nuages
    me fait penser à moi, à ce que je suis.
Il y a une enveloppe, une couche qui m'entoure.
Elle court tous azimuts, elle traîne souvent son ombre grisâtre;
elle est chargée de gouttelettes retenues, de quotidien.
Elle va, elle se laisse transporter.
C'est mon *corps*, mon enveloppe corporelle, celle que je suis.

Derrière cette enveloppe, il y a la seconde réalité,
le second niveau plus stable, plus fixe,
plus dissimulé, plus intérieur.
J'ai parfois l'impression que rien ne s'y passe,
        que rien n'apparaît et pourtant…!
C'est ma *pensée* et mon *cœur*,
ce que je pense et ce que je ressens.

Et là tout derrière, semblant bien caché
et pourtant bien présent, le ciel bleu, tout bleu, immensément
     bleu,
teinté de la pureté, de l'éclat et de l'harmonie enveloppante du
     soleil.
C'est le reflet de mon *âme*,
de cette flamme intérieure qui m'habite
au plus profond de mon être...
Mon âme est parcelle d'immensité divine.

Le pétale, l'ombre et le voile

À l'instant, j'éprouve, en même temps,
dans un même corps et dans un même cœur,
la peur... de ce qui vient,
la tristesse... de ce qui fut
et l'abandon serein... à ce qui est... à l'instant.

Je suis le pétale qui flotte au vent,
celui qui ne tient à la fleur
que par un fil presque invisible à l'œil nu.
Le pétale sait très bien
qu'il va bientôt quitter la fleur-mère
et se laisser aller au vent.

Je suis l'ombre de mon être,
l'ombre de ce que j'ai traversé et vécu.
Mon ombre me devance et
je me suis longtemps crue
obligée... de la suivre.
Quand le pétale s'envolera,
l'ombre passera derrière moi.
Je devancerai mon ombre et
je pourrai même la changer.

Je suis le voile de mes yeux,
le voile qui coupe la vie,
le voile qui freine l'énergie
et empêche de voir la lumière.
Quand mon ombre passera
derrière moi,
alors le voile se lèvera de mes yeux.

Je cherche l'essence de la vie et de l'amour.
Quand le voile sera levé de mes yeux,
quand l'ombre sera derrière moi
et quand le pétale aura pris son envol,
alors mon cœur retrouvera la Lumière
et reconnaîtra, en lui et dans les autres,
l'essence de la vie et de l'amour.

PRENDRE LE TEMPS

Prendre un instant,
prendre le temps,
prendre un temps de pause,
          un temps d'arrêt...

Au milieu de tout,
au milieu de tout le reste,
entre deux activités,
entre deux courses,
entre deux pensées,
faudrait-il dire, entre deux battements de cœur...

Comme une éclaircie soudaine de soleil,
comme un coup de vent inattendu,
comme un éclat de rire qui nous surprend,
comme un sourire gratuitement cédé,
prendre le temps,

prendre un instant,
>   pour saluer la vie,
>   pour lui dire *merci.*
> Merci de m'habiter et de m'animer.
> Merci d'être moi, ici et maintenant.
> Merci d'être cette présence
> > à la fois humaine et divine
> > qui remplit tout et qui me remplit.

CE MATIN, MON SOUFFLE EST UNE PRIÈRE

Ce matin,
la nature vit sa pureté;
tout est soleil, couleurs vives,
odeurs douces et chaleur pour le cœur.
Tout est harmonie et équilibre,
calme, unité, sérénité et joie.

Je pense à ce qui fut.
Je pense à ce qui est, aujourd'hui, à l'instant.
Je pense à ce qui vient.

Je souris à ce qui fut.
J'accepte ce qui est.
Je dis oui à ce qui vient,
>   un oui pur et spontané,
>   un oui authentique et inconditionnel,
>   un oui candide et confiant.

Je me laisse bercer par la douceur et
>   par la grandeur de ce qui m'entoure.
Je me laisse bercer par la douceur et
>   par la grandeur de ce qui m'habite.

Ce matin, mon souffle est une prière!
Ce matin, je frôle la face du soleil!

Avant de tourner la page...

Avoir la vie, être en vie, vivre sa vie: où en suis-je? Confronté aux difficultés du quotidien, on peut se demander: «Est-ce que j'ai envie d'être en vie?» «Est-ce ma vie qui est vide ou est-ce moi qui suis vide de vie?»

Il est un moment où le principal projet de vie qui anime le cœur doit devenir le projet de vivre. C'est souvent le moment où l'on ressent que nos limites, nos deuils et nos *pertes* peuvent se transformer en *portes* sur la base de quelque chose de différent et de nouveau. Il faut peut-être vivre au préalable l'étape du *juste pour vivre*, ce cri du cœur branché directement sur notre volonté de vivre, sur notre flamme intérieure.

Cela ne se fait pas sans ménage ni réaménagements intérieurs, ce qui peut demander de descendre de notre tête dans notre cœur pour y chercher les besoins réels du cœur et de l'âme.

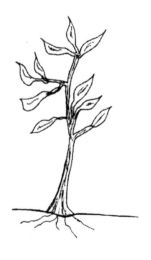

CHAPITRE 6

ET MAINTENANT?

CHEMINEMENT AU QUOTIDIEN

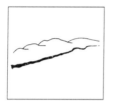 «Et maintenant, que vais-je faire de tout ce temps que sera ma vie?», dit la chanson bien connue de Gilbert Bécaud. Dans un moment de tristesse, de peine et de désespoir, on peut croire que le futur sera long et dire: «Tout ce temps.» Il y a aussi ceux et celles qui, au lever, le matin, se disent: «Et maintenant, et aujourd'hui, que vais-je faire du peu de temps...» parce qu'ils savent que le futur, pour eux, sera probablement abrégé par la maladie, par exemple.

À la suite d'une maladie, d'une séparation ou encore du décès d'un proche, l'expression *et maintenant* prend tout son sens. *Tellement de choses ont changé*, diront certains, *ce ne sera jamais plus comme avant*, diront d'autres. J'ai eu cette sensation à la fin de mes traitements de radiothérapie. Maintenant que le traitement est terminé, qu'est-ce que je deviens, qu'est-ce que je fais, que devient mon quotidien, que redevient mon quotidien, puisque la maladie, la chirurgie et les traitements ont passablement bouleversé et changé ce quotidien? Qui dit quotidien ne dit pas seulement agenda et horaire. *Et maintenant, que sera ma vie?* nous renvoie à une très grande question, une question profonde, personnelle et existentielle. L'image a été pour moi la suivante: la maladie m'a mise dans un plâtre temporaire. Maintenant que je n'ai plus de plâtre, qu'est-ce que je fais, qu'est-ce que je deviens? Après l'étape du *Je suis malade, je vis ma maladie*, période trop souvent escamotée, parce qu'on ne se laisse pas le temps de vivre notre maladie dans ce qu'elle nous demande de temps, d'espace et de ressources, il y a l'étape du *Je suis en vie, je vis ma vie*. C'est ça, la réalité du nouveau quotidien après les traitements, par exemple.

Que dire de la question *Comment ça va?* Cette question a souvent résonné en moi comme si elle était branchée à un amplificateur. Souvent, je répondais de façon évasive et routinière; plus difficile à faire lorsque la personne devant moi me demande «Et toi, comment *tu* vas?» Cette question très personnalisée me pénétrait et m'allait directement au cœur, comme si l'interlocuteur avait braqué le micro directement sur mon cœur. J'ai saisi, avec le temps, que cette façon de faire était de loin la plus aidante et la plus vraie.

Le corps a été blessé par la maladie. Une fois le train de la maladie passé, il reste les blessures au cœur et à l'âme et celles-là demandent en général du temps et de l'aide pour cicatriser. C'est alors que l'on parle de guérison avec un grand G. Qui dit guérison dit cheminement. Cheminer, c'est reconnaître et accepter que l'on a un pas à faire à chaque jour de notre vie et que ce pas, si petit soit-il, nous fait avancer intérieurement, le cœur étant toujours à la recherche de son bonheur. Qui dit cheminement dit aussi s'ouvrir à l'inconnu. Pas si évident à mettre en application dans un monde où la planification et la performance règlent, régissent et réglementent tout. De plus, à vouloir tout planifier, apparemment dans le but de simplifier et d'alléger, on finit par tout compliquer. Planifier et régler, c'est une chose; répondre à mes besoins réels tout en respectant mes limites, c'est autre chose.

On entend à l'occasion la réflexion suivante: «Vivre chaque jour comme si c'était le dernier.» Personnellement, j'ai boudé cette réflexion un certain temps, me disant que je ne pouvais pas vivre chaque jour en me sentant comme un équilibriste sur un fil d'acier au-dessus du vide. Quel stress invivable! Puis, j'ai pris conscience que c'était moi qui me voyais équilibriste et qui me stressais avec cette idée. Chaque jour de vie est nouveau et est un cadeau. Vivre et habiter le mieux possible chaque jour de vie comme si je déballais un cadeau à chaque matin. La perspective devenait alors très différente. Ce n'est plus une menace ni une condamnation, mais plutôt une ouverture intérieure.

«Et maintenant, que vais-je faire?», fut la question que je me suis posée en 1997, au lendemain de la recommandation médicale, et que j'endossais entièrement, de ne pas faire de radiothérapie suite à la chirurgie du sein, mais plutôt d'assurer un suivi périodique. «Et maintenant, où va ma route?» La réponse me fut donnée un matin de printemps en feuilletant une revue médicale. Deux mois plus tard, je partais, sac au dos et bottines aux pieds, marcher des centaines de kilomètres sur le chemin de Compostelle, ce chemin médiéval de pèlerinage. Je me suis coupée du quotidien accaparant pour vivre un dépouillement, pour trouver ma route intérieure, pour me donner l'occasion d'écouter le silence que j'avais peut-être oublié; je suis partie sur la route pour avancer en dedans de moi à un moment où ma route de vie n'était pas trop claire. Faut-il nécessairement partir ainsi pour retrouver sa route? Pour moi, la réponse était claire et vitale. Pas à pas, au fil des heures et des jours, il me fallait avancer en regardant en avant, malgré les intempéries, malgré la fatigue, malgré les inconforts et les contrariétés. Partir et regarder la route à chaque matin, le cœur habillé d'ouverture à l'inconnu de la journée, mais aussi habillé de confiance et d'abandon. Marcher à la recherche d'un trésor intérieur.

Et maintenant, que sera ma vie? Cette question m'a aussi amenée à me situer intérieurement par rapport au temps, à mon souffle, au pas à pas du quotidien et à mon chemin de vie.

Le temps est-il pour moi un ennemi ou un allié? Vais-je le perdre ou le prendre? Être rassurée sur mon état présent ne veut pas nécessairement dire avoir une assurance pour le futur. Comment vivre au présent sans la nostalgie du passé et sans l'inquiétude du futur? Les turbulences et les blessures de la vie m'ont secouée et me secouent. Est-ce que je choisis de vivre en attendant ou bien de vivre autrement?

Le souffle, c'est la vie. Il m'est arrivé de ne plus avoir de souffle, d'être à bout de souffle et de ne pas réussir à reprendre mon souffle. Il m'est même arrivé d'être essoufflée de reprendre mon souffle. La situation se complique alors dangereusement. Où est la porte de sortie? Où sont les ressources nécessaires? J'ai alors choisi de reprendre au point de départ: un souffle, un pas, un souffle, un pas. Le chemin devenait ainsi beaucoup plus léger et agréable.

Le pas, c'est l'effort répété, c'est la confiance en moi, c'est le *oser* de chaque jour, c'est aussi la force contagieuse et réconfortante des pas faits aux côtés de l'autre que j'aime et qui m'aime, tout en me rappelant que l'on ne peut porter un enfant et l'accoucher en même temps.

Le chemin, c'est ma route, mon sentier de vie. J'ai parfois l'impression d'avoir perdu le nord, d'avoir perdu ma route, mais j'y reviens toujours à la condition de le désirer vraiment. La route est longue; j'ai aussi besoin d'être guidée et d'avoir des amis de cœur. Les guides sont la lumière et les amis de cœur sont l'eau indispensable pour m'abreuver sur ma route. Notre vie est une grande route, parfois sinueuse et accidentée, agréable et stimulante à d'autres moments. Qui dit chemin de vie dit *mission de vie*, même si le mot fait parfois peur. La mission de vie n'est autre chose que *la voie de ma voix*. Elle se trouve et se dessine au fil des obstacles rencontrés et surmontés, comme lorsque l'on fait de l'escalade en montagne. Elle se découvre parfois plutôt dans le silence que dans le brouhaha, parfois même lorsqu'on a l'impression que notre cœur est noyé dans un lac de larmes.

Et maintenant, c'est aussi oser croire, oser changer et oser rêver. Le changement — ou même l'idée du changement — casse souvent quelque chose en nous, c'est vrai, mais il peut aussi permettre à une nouvelle source de jaillir. Rêver, c'est donner à notre cœur une bouffée de confiance en demain et s'y accrocher parce qu'on y croit vraiment. Quand je rêve ma vie plutôt que de la vivre, je vide mon cœur et il risque de partir, découragé, à la dérive à un moment donné. Quand je vis mon rêve, je nourris mon cœur et me remplis d'énergie.

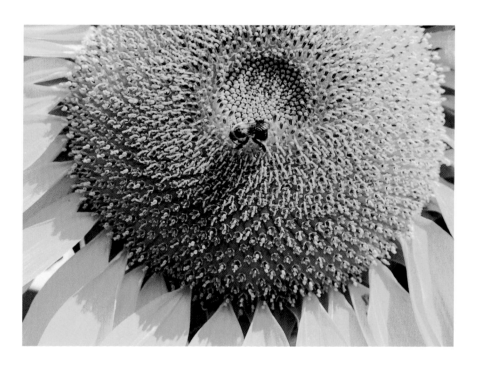

À chaque jour,
nous avançons chacun à notre façon,
chacun à notre rythme…

À chaque jour,
j'avance d'un pas, d'un tout petit pas:
c'est mon chemin de vie.

À chaque jour,
je me tourne vers le soleil,
je me tourne vers la vie!

La vie est courte...
Les journées sont longues...

Je suis, je vis cette réalité.
Vivre... sans vivre vraiment,
   talonnée par le doute, les questions, l'inquiétude,
      par le sentiment de mal-être, l'impression de piétinement,
      l'incertitude de demain,
   rongée par le poids de l'instant présent,
      celui de l'instant lourd...

Le temps de la vie,
   de notre vie,
   de ma vie est court, trop court!

La journée, celle d'aujourd'hui,
   celle qui a un début et une fin,
   celle qui file sans que je puisse ressentir
   une joie de vivre au cœur,
   celle qui me fait douter de demain,
      qui me surprend sur une route de questionnement et
      d'incertitude,
   cette journée est longue, très longue...

La journée durant laquelle je me couche
   et me laisse sombrer dans le sommeil pour fuir, pour oublier,
   en espérant me réveiller différemment, de l'autre côté du rêve,
   cette journée est longue, très longue...

La journée dont je voudrais profiter
   parce qu'elle est unique, pleine de vie, de joie,
   de projets, de petits bonheurs,
   parce qu'elle contient un soleil intérieur
   même si le soleil extérieur est caché par les nuages,
   cette journée, elle me file entre les doigts comme le temps.

Je voudrais, je veux que ce soit autrement.
Je me recueille pour que cette journée qui est mienne

et qui est un cadeau de la vie
reçoive de moi ce qu'elle mérite.

Peut-être que si je m'accepte comme je suis
et comme je me sens au cœur de cette journée,
je n'aurai pas l'impression d'une journée qui s'étire,
qui m'apparaît et que je vis trop longue
parce que j'ai l'impression de ne pas en profiter,
l'impression de ne pas lui rendre justice,
l'impression qu'elle me file entre les doigts...

La vie est courte, trop courte,
notre vie est courte, trop courte,
ma vie est courte, trop courte.

Je crie à la vie que je veux vivre, mais...
lorsque j'ai l'impression de ne pas réussir à célébrer
et à apprécier le jour qui est là,
le jour qui coule comme un ruisseau
parce que mon cœur, mon corps et mon âme ont mal,
sont tristes, épuisés ou sans énergie,
alors... j'ai un pincement en dedans,
j'ai hâte que la journée finisse, passe et s'envole
pour recommencer demain, en espérant que ce sera différent.
Mais alors, je perds aujourd'hui,
je veux juste tourner la page du calendrier de ma vie
et je dis adieu à une parcelle d'éternité que je n'ai pas su
reconnaître...

J'essaie de m'accepter comme je suis et dans ce que je suis
aujourd'hui.
Si aujourd'hui je ne réussis pas à faire un pas,
peut-être que je réussirai à en faire un demi ou un quart.
Le seul fait de réaliser qu'aujourd'hui est long,
parce que mon cœur, mon corps ou mon âme ont mal et de
l'accepter
me fait avancer d'un quart de pas sur le chemin de ma vie.
Au lieu de me décourager ou de me culpabiliser,

je m'accepte dans ce que je suis et dans ce que je vis à
l'instant,
à la minute,
aujourd'hui!

Au lieu de tourner la page d'une journée
que je perçois trop longue dans une vie que j'appréhende trop
courte,
je m'arrête un instant,
j'accepte de vivre la journée qui est
dans ce qu'elle a de plus simple et de plus grand à me donner,
de la vivre comme une parcelle d'éternité, si petite soit-elle...

Ma vie est... aujourd'hui...
Je suis... aujourd'hui...

LE BON DÉGÂT

En toute fin de soirée,
je mettais de l'ordre dans ma paperasse,
lorsque j'ai aperçu mes plantes déshydratées
par la chaleur écrasante de la journée.
Arrosoir en main dans la pénombre de la pièce,
je commence, d'un geste un peu automatique et distrait,
à en abreuver une première puis une deuxième.
J'entends tout à coup dégoutter.
Au même moment, je constate
que le contenant du pot à fleurs déborde
et que l'eau, qui a déjà recouvert le dessus du meuble,
glisse sur le devant et entre allègrement
dans les tiroirs demeurés entrouverts.
Zut de zut!

Geste d'arrosage trop généreux dans un premier temps,
puis geste de réparation du dégât trop lent,
avec comme résultat

le contenu de deux tiroirs tout imbibé:
cassettes et documents à sortir,
à essuyer et à faire sécher... à pareille heure!
Réaction d'impatience en dedans
et de contrariété:
J'aurais bien dû...
Serviettes en main,
j'essaie de limiter les dégâts.
J'éponge le plateau débordant d'eau.
Je pousse une première plante, puis une deuxième.
Je veux en déplacer une troisième pour la déménager
sur une autre étagère.
Quelle ne fut ma surprise de constater
que le napperon de tissu
déposé sur cette petite table
était aussi mouillé à la moitié de sa grandeur.
Zut encore. Quel gâchis!

Aux grands maux les grands moyens.
Je déplace à nouveau une première
puis une deuxième plante.
Qu'elle est sèche et fluette celle-là,
son temps me semble terminé.
Et celle-là? Elle irait peut-être mieux
à un autre endroit, sur le coin du meuble.
Et voilà le ménage qui s'enclenche,
la mise à jour du domaine des plantes.
J'essuie, j'époussette
et je replace différemment les plantes.
Ce faisant, je prends conscience que je crée de l'espace
et que je me sens bien dans ce mouvement.

Le résultat final me surprend:
le dégât est réparé en grande partie,
les plantes ont retrouvé un nouvel espace
et un nouvel environnement.
La seconde étagère qui était recouverte de plantes

est maintenant libérée;
suite au réaménagement,
elle se transforme du coup en mini-bureau
pour recevoir papiers et paperasses
qui encombraient la pièce.
Le résultat final me plaît:
j'ai créé de l'espace,
je me suis créé un nouvel espace,
un espace dans lequel je respire bien
et beaucoup mieux qu'une heure auparavant.

Sourire aux lèvres,
je reprends ma plume,
puisque c'était l'idée originale...
avant de jeter un coup d'œil à mes plantes!

CE MATIN

Ce matin,
c'est le vide devant moi.
Je n'avance à rien,
je tourne en rond,
je ne finis rien,
en fait, je ne commence rien!
Plein de choses à faire,
mais envie de rien,
    de ne rien entreprendre,
    de ne rien commencer.

Trop à faire? Peut-être...
Probablement trop de choses disparates
sans lien et sans... sens peut-être?

Face à cette indécision,
mes paupières se font lourdes,

mes yeux veulent se fermer
et je n'ai envie,
peut-être est-ce par défaut,
que de sombrer dans le sommeil.
Est-ce un besoin ou une fuite?
Une fuite je crois.

Je m'arrête un instant pour respirer,
pour reprendre mon souffle,
pour prendre mon pouls,
pas celui de mon cœur-muscle
qui bat au rythme des secondes,
mais celui de mon cœur intérieur
qui bat au rythme de la vie,
au rythme de ma vie intérieure profonde.

Je m'étais pourtant planifié un beau programme.
La journée est déjà avancée
et je n'ai rien enclenché ou presque.
Pourquoi cet état inconfortable
me faisant présager que j'aurai le regret,
d'ici quelques heures, d'une autre journée
que je n'aurai pas su habiller ni... habiter?

Est-ce que, au départ, je me suis posé les vraies,
les bonnes questions?
Me les suis-je même posées?
Qu'est-ce qu'il est essentiel pour moi de faire
et surtout de vivre aujourd'hui?

Qu'ai-je besoin, qu'ai-je le goût de vivre?
Et comment vais-je choisir de le vivre
        et de le faire?
La réponse, les réponses n'appartiennent
        à personne d'autre qu'à moi...

Aujourd'hui, j'ai besoin de...

J'ai besoin de m'arrêter,
        de marquer une pause face au brouhaha et au train-train.

J'ai besoin de me ressentir dans mon corps
    qui est aujourd'hui plein de lourdeurs et de raideurs.
J'ai besoin de faire le point
    sur ce qu'il m'est prioritaire et essentiel d'accomplir.
J'ai besoin de sentir
    que tout ce que j'entreprends et fais
    a un sens et un lien pour moi.

J'ai besoin de faire et d'accomplir,
    même l'activité apparemment la plus banale,
    d'une façon calme, sereine, créative et volontaire,
    plutôt qu'à la course et de façon contrariée,
    désordonnée et superficielle.
J'ai besoin de vivre à travers tout ce que je fais,
    si minime soit l'action ou l'activité.

Trouver et donner un sens à ce que je vis et fais,
    aujourd'hui, à la minute, à la seconde,
    c'est possiblement me donner le souffle,
    l'élan de vie et l'énergie dont j'ai besoin.

En fait, j'avais peut-être juste besoin
    de m'arrêter un instant,
    de prendre conscience
    et de ressentir la nuance et l'énorme différence entre...
        vivre aujourd'hui pour... faire
        et faire aujourd'hui pour... mieux vivre
    cette journée unique qui est beaucoup plus
    qu'une date au calendrier de ma vie.

La combinaison gagnante

Réaliser un matin
qu'une fois le brouhaha matinal traversé,
je me retrouve seule, dans le silence.
Aucun rendez-vous inscrit,
aucune obligation fixée.
J'avais oublié la douceur de cette sensation.

Plein de choses à faire, certes,
mais prendre ce temps précieux,
me laisser «le temps de profiter du temps»
qui m'entoure et m'habite.
Saisir la plénitude, la joie et la sérénité
du silence extérieur et intérieur.
Savourer ces instants précieux et merveilleux.
Ressentir le pouvoir magique
de cette combinaison miracle:
        «Prendre le temps d'écouter le silence,
        de vivre le silence,
        l'accueillir, lui sourire
        et en profiter tout simplement.»

Me laisser pénétrer et envahir
par cette douce sensation de bien-être.
J'ai senti l'air frais du matin sur ma peau,
j'ai regardé la corneille tournoyer au-dessus de ma tête,
j'ai fait un clin d'œil au soleil,
j'ai respiré à pleins poumons
puis je me suis allongée au soleil,
emmaillottée dans une couverture.

Doux moments, moments magiques
vécus pleinement et différemment,
parce qu'ils étaient habités intérieurement.
Moments uniques, sans prix,
qui peuvent revenir et se reproduire

maintenant que je connais
la combinaison gagnante,
c'est-à-dire: *Être dans le temps et l'habiter,*
être dans le silence et l'habiter,
puis laisser aller
et laisser vivre tout le reste.

J'ai souvent l'impression
que le temps m'échappe.
Est-ce que ce ne serait pas
plutôt moi qui l'échappe?

Pour un instant,

je prendrai le temps

Pour un instant,
je prendrai le temps
de t'écouter,
de m'asseoir avec toi,
de regarder le coucher de soleil avec toi,
de prendre un café avec toi,
d'écouter ta réponse à ma question,
d'écouter le silence qui nous enveloppe,
de regarder ton sourire,
d'apercevoir la petite larme au coin de ton œil,
d'être avec toi,
bref d'*être* tout simplement.

LE SILENCE

Le silence... c'est la tranquillité, la paix, la méditation, la prière et la contemplation d'un coucher ou d'un lever de soleil. Le silence, c'est le repos, le sommeil.

Le silence... c'est aussi la distance, la difficulté de communiquer les mots que l'on voudrait dire et qui ne sortent pas. Le silence, c'est le sentiment de se sentir mal, d'attendre une réaction de l'autre, d'attendre un mot de l'autre, un mot qui briserait ce vide qui fait mal tant il est lourd... Le silence, c'est ce qui creuse parfois un fossé entre deux êtres.

Le silence... c'est tout ce que je voudrais dire, murmurer, crier et qui ne sort pas. C'est la peine, la douleur et la colère qui se bousculent à l'entrée de mon cœur et à la sortie de mon corps et qui bloquent.

Le silence... c'est aussi l'après-vie, la mort une fois le dernier souffle rendu, une fois les appareils de survie des soins intensifs débranchés; le cœur arrête alors de battre. C'est le silence intérieur de la mort.

Le silence... est parfois synonyme de solitude. Douce par moments, triste à d'autres moments. Il y a le silence que l'on recherche, il y a le silence qui nous écrase. Je vis actuellement un silence difficile à vivre, un silence de larmes, de tristesse, de peine, de frustration, un silence de vide.

Le silence... Je rêve de passer quelques jours en silence complet seule avec moi-même, un silence de prière, de méditation, de recueillement, un silence plein d'énergie, de ressources et de force. Très rapidement, l'espace qui s'appelle *silence intérieur* se refait alors une place en dedans, une place toute petite au début, puis qui grandit. Curieusement, cet espace de silence ouvre la porte et redonne la place à l'écoute, à l'observation et à une certaine réconciliation avec les autres sens.

Le silence... fait de la place en dedans et harmonise mieux avec l'extérieur, avec la nature, avec les gens et avec soi-même!

Le silence permet une lecture plus exacte et plus juste de ce qui se vit en dedans et un regard mieux posé sur ce qui m'entoure.

Le silence... une oasis de paix, de tranquillité et de sérénité au fond de moi!

Au bout de la marche

Déposer mon agenda, mes clés de voiture.
Laisser là mon carnet d'adresses.
Ranger la chemise des choses à régler.
Raccrocher le téléphone en disant «À bientôt!», «À la prochaine!».
Donner une dernière accolade et me faire dire «Bonne route!».
Sélectionner ce que je crois être l'essentiel du bagage.
Paqueter le sac à dos, compagnon du voyage,
                    compagnon de chaque pas en avant.
Chausser mes bottines, bien consciente
    de l'importance de mes pieds,
      aussi compagnons de chaque pas
      et compagnons de chaque instant.
Tout laisser derrière soi.
Tout quitter... et partir,
     partir sur la route,
     partir à pied,
     le sac au dos.

Partir vers un but, un rêve à réaliser.
Partir découvrir un pays,
    découvrir une histoire.
Devenir perméable au passé,
    réceptif à l'histoire racontée du passé.
Marcher au milieu de la nature,
    au rythme de la nature,
    au rythme du soleil,
    du climat et des intempéries.

Rencontrer des gens
    le long des routes,
    dans les champs,
    devant leur ferme,
    sur leur tracteur,
    au dépanneur du village,
    au petit casse-croûte de la place.
Rencontrer des gens qui, assis sur leur balcon,
    nous saluent en passant
    et nous lancent un mot d'encouragement.
Rencontrer des gens qui nous accueillent
    et nous hébergent dans leur chez-eux.

Marcher, pas après pas, heure après heure,
    jour après jour, kilomètre après kilomètre.
Marcher en se demandant
    comment on va réussir à atteindre le haut de la côte.
Marcher en ressentant une grande impatience
    et une immense colère à l'endroit de son sac à dos,
    parasite sur les épaules et beaucoup trop lourd.

Marcher à la recherche du coin d'ombre
    qui réussira à nous fournir un petit répit du soleil brûlant.
Marcher et réaliser que l'on a emprunté,
    depuis un moment déjà, le mauvais chemin.
Marcher en se demandant, le soir,
    comment les pieds endoloris pourront réussir
    à reprendre la route le lendemain matin.

Marcher, marcher encore, marcher toujours.
Lever les yeux vers le ciel
    et avoir l'impression de frôler les nuages.
Suivre du regard les papillons et les oiseaux qui dansent
    et semblent jouer à la cachette avec nous, sur notre route.
Admirer les immenses champs cultivés
    qui se balancent au rythme du vent.
Apprécier la douce brise
    de l'heure du soleil couchant.

S'émerveiller du double arc-en-ciel
qui semble dessiné pour nous dans le ciel.

Marcher, marcher encore, marcher toujours.
S'arrêter à une croix de chemin,
se recueillir au pied d'un autel,
regarder une vieille dame qui prie devant une statue,
se signer de la croix en passant devant une chapelle,
s'émerveiller devant une basilique,
allumer un lampion en pensant à ceux que l'on a quittés.

Marcher, marcher encore, marcher toujours.
Abandonner le contrôle du quotidien.
Ne rien attendre, n'avoir aucune attente.
S'abandonner à l'inconnu, à l'imprévu.
Lâcher prise sur aujourd'hui.
Accepter de vivre le silence, le calme, la solitude.
Écouter les messages de la nature, du ciel et du silence.
Faire confiance à demain et à aujourd'hui.

Ouvrir mon cœur aux messages de la nature,
aux messages de l'inconnu rencontré sur la route,
aux messages divins déposés en moi.

Marcher, marcher encore, marcher toujours sur la route
pour aller jusqu'au plus profond
... de mon cœur et de mon âme.

Avant de tourner la page...

Et maintenant? On ne veut parfois pas se poser la question. Mais il y a un moment où cette question s'avère incontournable, pas autant la question à vrai dire que la réponse. Peu importe les mots de la réponse, l'essentiel est de ressentir la vraie réponse intérieure.

La vie se vit à travers le quotidien. Comment puis-je m'accorder au présent du quotidien? Comment saisir que l'essentiel du bonheur au quotidien est souvent fait de petits riens? Comment recueillir ces instants ressourçants?

Un pas à la fois, un souffle à la fois, un jour à la fois, à notre rythme et selon la route que l'on a choisi d'emprunter. Notre vie est un grand pèlerinage.

Le chemin, c'est le cheminement. Un chemin de questions certes, mais surtout une question de cheminement. Et là, le oui profond de chacun devient la condition essentielle.

P.S.: Au quotidien de ce cheminement, je n'oublie pas de prendre soin de moi, de me demander comment je vais aujourd'hui et de me mettre à mon agenda.

Chapitre 7

Au rythme du cœur

Je suis unique au monde

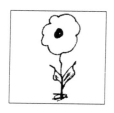

J'ai toujours aimé voir des foules marcher: du haut de la rampe de métro, lors d'événements de masse, dans des séquences de films ou encore à la télé. Toutes ces têtes, tous ces visages qui se côtoient; tant de gens, chacun complètement différent de son voisin, chaque individu étant unique à tous points de vue. Lorsque j'ausculte des patients, il m'arrive de penser que, même si les composantes physiques et physiologiques sont les mêmes, chaque cœur bat à son propre rythme, que chaque cœur est unique. Les bruits se ressemblent, mais les bandelettes de rythme demeurent uniques. Il y a quelque chose d'authentique à chaque personne et c'est ce qui est merveilleux: allure physique, physionomie, bagage génétique et traits de caractères. À cela s'ajoute le sac à dos de chacun, chargé de son enfance, de son histoire, de son vécu, de ses forces, de ses qualités, de ses limites, ainsi que de ses projets et de ses rêves. Quand on y pense, c'est incroyable et pourtant c'est bien vrai: chaque individu est unique au monde, je suis unique au monde. Au milieu de la foule, je me sens partie prenante de cette foule, en même temps qu'un être tout à fait différent et unique.

Je puis avoir la tête haute et marcher d'un bon pas, l'air sûr de moi, tout en ayant le cœur en peine et en panne. Qui sait? Qui saura? Au-delà de mon cœur physique, il y a mon cœur intime, ce petit nid intérieur où se brassent tellement de sentiments et d'émotions. Il m'est arrivé de l'appeler *cœur-fleur*. Un cœur ébranlé par les secousses de la vie souffre et a mal; il est blessé, puis il se retrouve en convalescence, essayant de reprendre son souffle et son rythme d'amour. Au-delà des prises de conscience, il y a les prises de cœur. Les prises de cœur m'ont souvent demandé de descendre de ma tête dans mon cœur.

C'est cette prise de cœur qui m'a un jour amenée à enclencher le grand ménage de ma vie, ménage extérieur et surtout intérieur. Piles accumulées, fonds de tiroirs, bibelots, paperasses, vieux souvenirs, décoration, tout y a passé, ou presque. Je ressentais l'immense besoin de faire le point, de débarrasser, de ne garder que l'essentiel, le nécessaire et surtout de mieux respirer dans mon environnement physique, réalisant vite que ce ménage faisait aussi de la place intérieurement, et c'est surtout de celle-là que mon cœur avait besoin. Faire à ma façon et à mon rythme mon grand ménage intérieur devenait vital pour moi. Ce fut au lendemain de la maladie, au lendemain de la perte d'un être cher, à une période de vague creuse de mon cœur blessé. Il me fallait faire le tour de mon jardin pour enlever les mauvaises herbes, ce qui allait permettre aux fleurs de mieux respirer.

Je suis unique au monde, je respire au rythme de mon cœur: ça veut aussi dire trouver ou encore retrouver ma place, me situer, me resituer, face à moi, face à mes proches, à ma famille et à mes amis. Aucun égoïsme, aucune prétention à l'origine de cette réflexion, mais plutôt un constat, une prise de conscience porteuse. Pas de comparaison et pas de compétition quand on parle de cœur, de guérison, de messages et de cheminement du cœur. Dans un champ de fleurs, chaque fleur a sa beauté particulière.

Au rythme du cœur, ce fut pour moi un jour d'oser essayer des choses que je n'avais encore jamais faites. Et pourquoi pas, puisque le cœur en ressentait l'envie et le besoin? Chanter dans une chorale aux côtés de ma fille et participer à un spectacle bénéfice, moi qui n'osais pas vraiment chanter; prendre mon curriculum vitæ de dix pages, le réduire à cinq lignes, puisque l'essentiel s'y retrouvait et le remettre tel quel; accepter la proposition de produire et d'animer une série d'émissions dans une station de radio.

Deux images m'ont beaucoup servie ces dernières années: celle du brin d'herbe et celle du chef d'orchestre. Je suis un brin d'herbe dans l'immensité de l'univers et je suis aussi, si je le veux bien, le chef d'orchestre de ma vie. Paradoxal? Je ne crois pas, plutôt complémentaire. Chaque brin d'herbe, si petit soit-il, a son espace et sa place au soleil. Le chef d'orchestre, par ailleurs, dirige en faisant équipe avec ses musiciens, qui eux font un avec leur instrument. Je fais équipe avec les autres et avec moi-même. Je peux diriger ma vie, parfois avec des difficultés, il faut bien se le dire. Malgré les fausses notes occasionnelles, qui obligent à des reprises, l'objectif demeure: celui de la grande symphonie de ma vie branchée sur le cœur.

La grande symphonie et le grand tableau de ma vie, ces images m'ont probablement amenée intérieurement à vouloir célébrer mes 50 ans d'une façon particulière. La chanson dit: «C'est la vie, c'est ma vie...». Retracer des amis de jeunesse, des professeurs du secondaire, des amis du temps de la coopération internationale, regroupés avec la famille, les amis de la quarantaine et les collègues de travail: au total plus de 120 personnes étaient réunies ce soir-là. Se retrouver, célébrer cette étape importante de ma vie, une étape de joie, de temps d'arrêt et de vie. Participer à la préparation en famille de ce projet de fête me permettait d'habiller déjà mon cœur pour la fête. À cette occasion, je me suis fait deux magnifiques cadeaux. Moi qui n'ai jamais dansé beaucoup, j'ai osé un rêve, celui de présenter une chorégraphie sur une chanson rythmée, chorégraphie conçue et pratiquée avec quatorze jeunes. Laisser s'exprimer la vie, la joie et la jeunesse du cœur, même à 50 ans. Entourée de ces jeunes, moi la doyenne, je me sentais tellement heureuse, ça ne se dit même pas en mots. Cette danse représentait en fait une hymne et un merci à la vie. Le second cadeau fut de voir ma vie sur grand écran. Durant de longues heures, j'avais sélectionné les photos significatives et je les avais agrémentées d'une musique de l'époque correspondante. Tout le long du montage vidéo, différents moments, de ma naissance à aujourd'hui, de mes premiers pas aux réalisations, aux rêves et aux projets, sans oublier les moments de difficultés et les messages. Ce soir-là, je revivais, avec beaucoup d'émotion, l'instant de la prise de la majorité des photos. Mais cette fois, tout était relié par l'invisible, mais très présent, fil conducteur de ma vie. Cinquante ans de pas à pas, une façon de dire à tous ceux qui m'entouraient: «Merci d'avoir été là et d'être là, je vous aime» et de réaliser en toute humilité que chaque chemin de vie est unique, que mon chemin de vie a été et continue d'être unique au monde.

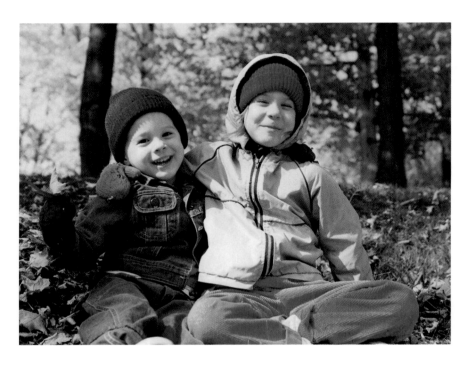

Tu es unique au monde…
Je suis unique au monde…
Parce que nous sommes différents,
nous avons besoin l'un de l'autre,
tout en respectant notre identité propre…
et c'est ce qui est merveilleux!

C'EST MA FÊTE

C'est ma fête, la fête de mes 50 ans!
Fête tant attendue... celle de l'an 2002!

50 ans... un rêve,
            un avenir lointain,
            le demain d'après-demain de ma jeunesse,
            la peur de l'inaccessible,
            l'avenir incertain,
            le flou en avant,
            le 16e anniversaire de mon fils,
            le 18e anniversaire de ma fille.

50 ans... une fierté d'y être arrivée,
            un bilan de vie qui se dessine
                        qui se fait tout seul,
            un temps d'arrêt,
                        de transition,
            un espace d'inconnu,
                        d'insécurité.

50 ans... une immense joie de voir la vie, ma vie
                        qui coule dans les veines de mes enfants,
            un besoin de demander pardon
            pour la peine que j'ai pu causer
            et pour tout le faux qui a pris racine en moi,
            une envie de vous dire un «grand merci»
                        pour l'amour que vous m'avez donné
                        au fil des jours et des années!

50 ans... un chemin inconnu en avant,
            une route que je perds au tournant,
            une autre étape pour moi,
            une seconde moitié dont la longueur m'est inconnue.

50 ans... un pied posé par terre,
            un regard vers le ciel,

un cœur qui se dit «J'y suis arrivée»,
une âme qui murmure «Merci mon Dieu! Merci la Vie!»
50 ans... mes paupières qui se baissent,
mes mains qui s'ouvrent,
une voix qui murmure, en dedans...
«Je ne sais pas ce qu'il y a en avant,
mais je dis *oui*.»

NID INTÉRIEUR

Dans ma tête, des images défilent,
dans mon cœur, des sentiments se glissent,
se faufilent et se bousculent.
Dans ce passé qui, aujourd'hui, me semble tellement lointain,
il y a des souvenirs,
des souvenirs de lieux, d'odeurs, de bruits, de couleurs,
des souvenirs de douceur, de chaleur, de joie,
de naïveté candide et d'amour.
Tout cela me semble dater d'hier et pourtant, c'était il y a déjà
longtemps.
C'est comme s'il y avait bien longtemps, et pourtant c'était hier.

Il est de ces petits coins de notre enfance
qui sont comme des fenêtres ouvertes
sur des moments de joie, de bonheur
et d'agréables souvenirs.
Il est de ces instants de notre vie
qui sont comme des portes
sur des moments d'ouverture de notre cœur,
sur des grands moments d'amitié et d'amour partagés.
Il est de ces petits coins de notre cœur
qui, tout comme la berceuse près du feu,
berceront à tout jamais nos bons souvenirs,
nos meilleurs souvenirs.

Il est de ces rayons de soleil
    qui continueront de passer
    à travers la fenêtre de notre cœur,
    tout comme on aimait les regarder traverser la grande fenêtre
    pour se déposer, telle une présence, au milieu de la pièce.
Il est de ces visites inattendues
    qui, tout comme l'oiseau matinal
    venant se déposer et chanter sur notre perron,
    ont le pouvoir magique d'égayer une journée.
Il est de ces souvenirs d'amour et de ces semences d'amour
    qui, tout comme les graines déposées en terre
    au milieu du jardin, donneront des fruits et des fleurs
    qui sauront nous surprendre et nous émerveiller.

Tout cela semble dater d'hier... et pourtant c'est déjà loin.
Les images et les souvenirs
sont d'un temps passé, c'est vrai,
mais la saveur unique de ces fenêtres sur le passé
demeure en nous, dans un coin de notre cœur,
comme au fond d'un petit... nid intérieur.

TIC-TAC

Le temps passe, le temps file
tout doucement, tout simplement.

Le temps se démarque.
Il frappe à la porte de mes tympans,
par le tic-tac de l'horloge,
tic-tac qui m'agresse et qui me rappelle
que je n'ai aucun contrôle sur le temps.
C'est un peu comme si le temps
se plaisait à se moquer de moi.

Les bruits réguliers et saccadés de l'horloge
ont quasi la même cadence
que les battements de mon cœur,
juste un peu plus lents.
Ces bruits réguliers et saccadés de l'horloge
me rappellent que ma vie avance,
que ma vie file et qu'elle aura une fin,
une fin inscrite quelque part
dans l'histoire de l'univers, dans l'histoire du temps.

L'espace d'un instant, je me suis assoupie
et me suis réveillée en sursaut, quasi en panique.
Le tic-tac, où est-il?
J'ai eu peur de l'avoir perdu.
Suis-je toujours là, bien en vie?

Oui... grand soulagement.
Et le tic-tac continue.
En fait, il n'a jamais cessé;
c'est moi qui l'ai perdu
quelques instants, quelques secondes.
Oui, le tic-tac m'agresse,
mais il me sécurise aussi.

Il me fallait peut-être juste prendre conscience
et ressentir très profondément et très intérieurement
que le temps passe, qu'il file
tout doucement, tout simplement...
autour de moi, en moi et bien au-delà de moi!
C'est le tic-tac de la vie.
Pourquoi ne pas me laisser plutôt bercer par lui?

ENTRE L'ENVIE, LE BESOIN ET LA NÉCESSITÉ

Entre l'envie, le besoin et la nécessité... d'être seule,
qu'est-ce qui sonne le plus juste intérieurement?
J'ajouterais même: *Je me sens seule*, oui, c'est vrai.
Seule de cette solitude que j'appelle, d'une part,
et qui me pèse lourd, d'autre part.

Je sens la *nécessité* d'être seule.
Je sens la nécessité d'avancer seule pour un bout,
          de prendre une coudée d'autonomie,
          d'être vraie,
          de m'assumer,
          de réapprendre à me faire confiance.

J'ai *besoin* d'être seule.
J'ai besoin d'un nid, d'un cocon,
          d'une oasis de tranquillité, de paix, de chaleur,

   besoin de me ressentir,
          de me permettre de respirer à mon rythme,
          de mettre de côté, de retarder encore une fois,
             au risque de décevoir probablement,
          de dire la vérité intérieure, celle qui compte.

J'ai *envie* d'être seule.
J'ai envie de je ne sais trop quoi,
          de larguer tout ce qui est source de stress,
             d'anxiété et de découragement,
        de partir sur les ailes d'un oiseau,
        de sentir que ça avance,
            au moins un peu à chaque jour,
        de respirer au rythme de la liberté,
        de ressentir que mon cœur... a du cœur.

Tu m'as pris la main

Nous revenions du souper de Noël.
J'étais assise à côté de toi.
On avait bavardé de tout et de rien,
    puis le calme et le silence s'étaient installés.
Dans la noirceur et dans le froid du véhicule,
tu m'as demandé si j'avais mis mes gants,
               si j'avais froid aux mains.
Non... mes mains étaient nues et déposées simplement sur mes
    cuisses.
J'ai baissé les paupières à la recherche d'un nid de sérénité
    et je me suis laissée bercer au rythme du roulement du
    véhicule.
Tout à coup, j'ai senti ta main qui cherchait la mienne.
Surprise, j'ai ouvert les yeux... et t'ai regardé.
Tu ne me regardais pas.
Ta main gantée tenait ma main avec fermeté.
Par moment, tu la serrais plutôt fort,
    comme jamais tu ne l'avais tenue.
Ça me faisait curieux et étrange en dedans.
Tu n'as rien dit, je n'ai rien dit.
On est restés là à se tenir la main tout le reste du trajet.

Je sentais très bien que quelque chose se passait entre nous,
    que quelque chose circulait entre nous, entre nos deux cœurs.
Tu voulais réchauffer ma main et
    faire passer à travers ton geste
    tout ce qui ne s'exprime pas en mots,
    tout ce que tu n'exprimes pas en mots.
Est-ce que je me trompe ou avais-tu aussi besoin
    de tenir ma main, de t'y accrocher,
    de ressentir ma présence... plus près de toi?

Dans le noir du véhicule,
    je regardais ton visage éclairé momentanément par les
    lampadaires.

Tu semblais juste *être* pleinement dans ce qui nous unissait.
J'ai souri l'espace d'un instant,
    fouillant au fond de moi pour retrouver le souvenir
    de la petite fille qui avait tellement besoin
    de tenir la grande main solide d'un adulte.
Je ne me rappelais pas de la dernière fois
    que tu avais posé un tel geste.

J'ai regardé tes cheveux blancs
    et tes yeux au regard voilé par les années.
J'ai aimé le vieil homme sage que tu es devenu.
J'ai apprécié la douceur et la chaleur qui se dégageaient
    de ta main.
Mon cœur t'a murmuré: «Merci, papa, pour ces moments uniques.
                  Jamais je n'oublierai...»

ENTRE DEUX FAUTEUILS, LA MAGIE DE LA VIE

Je la rencontrais pour une première fois.
J'allais assurer une présence pendant que sa fille,
    chez qui elle habite, sortait faire des courses.

Elle a 65 ans.
Son regard vif et son sourire très particulier
    m'ont tout de suite séduite.
Malgré un cancer avancé qui a déjà généré diverses métastases,
elle garde un teint qui respire.
Sa belle chevelure noire coiffe très bien
une personnalité chaleureuse et ouverte.
Elle dégage le calme et la sérénité.
J'ai l'impression de la connaître depuis longtemps.

Elle a mal, mais ne se plaint pas.
Elle ne peut cependant cacher l'inconfort qui l'envahit.
Elle limite ses déplacements, ses forces ont beaucoup diminué.

Ce jour-là, le premier jour de notre rencontre,
une surprise m'attendait.
Dès que je suis entrée dans la maison,
j'ai vite compris ce qui faisait vivre et vibrer
cette grande dame au dernier tronçon de la vie:
son petit-fils de huit mois, un poupon plein de vie,
    d'énergie, de rire et d'amour.
Elle l'aime, elle l'adore;
elle le regarde et ça la fait respirer.
Le petit-fils rit à gorge déployée, joue tout doucement.
On est assis bien tranquilles; elle boit son image,
    elle boit sa personne et s'en nourrit.
Son regard s'illumine et pétille quand elle le regarde
et qu'elle dit: «C'est mon petit-fils.»
Je ressens très bien le lien et la force
    de ce qui l'unit à cet enfant qui lui survivra sous peu.

Doux instants qui ont marqué notre première rencontre.
Les événements ont fait que je me suis retrouvée aussi,
    ce même jour, gardienne d'un enfant.
Me voilà donc assise au fauteuil avec le petit-fils;
on rit, on joue, on jase...

Juste devant nous, à moins de deux mètres,
Rose, puisque c'est son nom, s'est allongée sur le divan,
désirant se reposer un peu.
Elle nous regarde jouer, l'enfant et moi.
Elle rit, sourit et bientôt baisse les paupières.

Bébé a ralenti son jeu et ses mouvements.
Je l'ai pris dans mes bras.
Je fredonne tout doucement une chanson inventée.
Il pousse un petit son, sa tête et son corps s'alourdissent.
J'ai vite fait de constater qu'il s'est endormi comme ça sur moi.
J'ai savouré l'instant de la prise de conscience de ce que je
    vivais...

Entre les deux fauteuils se balançait la magie de la vie...
Mon chant avait peut-être bercé l'envol de la grand-maman
et du petit-fils au pays du sommeil.
Les deux dormaient d'un sommeil calme,
    abandonnés et avec un léger sourire au coin de la bouche.
Curieux, la magie de la vie.
Quelque part dans l'univers,
je crois que leurs cœurs s'étaient donné rendez-vous
    pour un moment.

J'ai baissé les paupières et je me suis assoupie
au son de la musique de mon cœur.
J'étais heureuse de ce moment unique!

ACCOMPAGNER

ACCOMPAGNER...

    C'est *être avec...* plutôt que *être pour.*
    C'est partager des moments de vie,
        qu'ils soient des moments de joie, de peine,
                de tristesse, de colère,
                d'espoir ou de désespoir.

C'est accepter d'*être* avec l'autre tout simplement,
    sans artifice, sans censure, sans masque et sans jugement.

C'est reconnaître à l'autre le droit d'être ce qu'il est,
    ce qu'il vit et ce qu'il ressent à l'instant présent.

C'est accepter d'être bousculée et d'être dérangée intérieurement.

C'est accepter que ce que l'autre vit
    devienne parfois un miroir qui me regarde.

C'est ouvrir mon cœur au chant de l'âme et du cœur de l'autre
    et avoir la sagesse d'écouter la symphonie tout doucement,
        jusqu'au bout.

C'est regarder et accueillir, avec amour,
tout ce que les yeux de l'autre peuvent vouloir me dire
bien au-delà des paroles.

C'est accepter et respecter le silence des mots,
dans ce qu'il nous ouvre à un plus grand dialogue intérieur.

C'est reconnaître, dans la plus grande simplicité,
mes propres limites.

C'est respecter le rythme de vie de l'autre
sans imposer mon propre rythme.

C'est être attentive à l'expression des besoins de l'autre
et les respecter.

C'est faire une place à l'intérieur de moi à mes propres réactions
et leur reconnaître le droit d'exister.

C'est vivre une relation humaine unique et privilégiée.

C'est laisser à l'autre l'espace et l'air dont il a besoin
pour mieux se vivre dans ce qu'il est et dans ce qu'il a à vivre.

C'est accepter de ne pas tout comprendre.

C'est, certes, donner et recevoir,
mais aussi et surtout
accepter de donner et de recevoir *gratuitement.*

C'est continuer d'être moi,
tout en ouvrant la porte de mon cœur
à être très proche de toi,
très proche de ton cœur et
très proche de ton âme...
... si tu le veux bien!

Comme un brin d'herbe

Tout est calme ce matin.
La nature s'est déposée et abandonnée
    dans la douceur et dans la beauté
    de ce matin d'automne.

Chaque brin d'herbe a sa place
    et est à sa place, tout simplement,
    dans le plus grand respect
    des milliers d'autres brins d'herbe
    qui l'entourent.

Les feuilles des arbres se balancent à peine,
    comme si elles voulaient juste murmurer
    qu'elles sont bien vivantes
    et ne font pas partie d'un tableau inerte.

Tout est calme ce matin,
    calme à l'extérieur et
    calme à l'intérieur.

Enfin, mon cœur a réussi à se déposer
    dans la sérénité et
    dans l'abandon,
    confiant, malgré les préoccupations,
    et avec, au fond de lui,
    cette parcelle d'amour
    qui seule peut lui permettre de respirer et
                de battre, à chaque seconde.

Merci la vie!

Avant de tourner la page...

Au-delà du cœur-organe, notre cœur intérieur a besoin de ressentir qu'il a sa richesse, sa beauté, son bagage de vie, ses rêves, ses projets; notre cœur a besoin d'être reconnu comme étant unique. L'image de la rose du Petit Prince pourrait toujours rester dans notre mémoire et ce serait merveilleux. Chaque fleur est unique au monde; chacun d'entre nous est unique au monde.

«Tu crois qu'il est trop tard pour moi?» C'est l'une des questions du cœur en souffrance. Au rythme du cœur, c'est reconnaître et accepter que l'on a aussi un côté ombre en nous, plutôt que de le nier ou de l'étouffer. Chaque cœur a ses limites: on doit les reconnaître, les accepter et les respecter pour pouvoir mieux composer avec elles.

Faire le tour de mon jardin intérieur, c'est me donner la chance de mieux me connaître, de mieux me dévoiler mes propres richesses et de m'aimer davantage. Pour faire équipe avec les autres, il faut tout d'abord avoir accepté de faire équipe avec soi. Pour faire équipe avec moi, je dois d'abord... m'aimer.

Chapitre 8

C'est pour quand?

Parce que la mort fait aussi partie de la vie

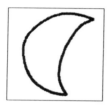 Mardi, 28 septembre 1999

Mon petit papa nous a quittés ce matin-là. Il s'est levé pour aller à la toilette, se sentait mal et étourdi; il était pâle, essouflé et en sueurs. L'infirmier l'a couché et a relevé la tête de son lit. Le coordonnateur et le médecin de garde ont été avertis. On lui a donné de l'oxygène. Il ne voulait pas rester seul et tenait la main de l'infirmière. Quelques minutes plus tard, il aurait dit: «Mon Dieu, mon Dieu, je vais mourir.» Son état s'est par la suite rapidement détérioré. En répondant au téléphone, j'entends: «Votre père ne va vraiment pas bien.» J'ai tout de suite compris. Dès mon arrivée à l'hôpital, j'aperçois l'infirmière. «Il est parti?» lui dis-je. Je connaissais déjà la réponse.

Arrivée à la chambre, le rideau était tiré. Mon petit papa était là, couché, pâle, bouche entrouverte, encore tout chaud et ne respirant plus. Fini! C'est fini, papa, tu es mort. «Je t'aime, papa.» Je l'ai embrassé, j'ai caressé son front, ses joues et ses mains. Plus de vie. J'aurais tellement aimé être avec toi pour te tenir la main, pour te rassurer, pour te dire que je te laissais aller, pour prier avec toi... pour te dire mon amour une dernière fois. Je t'ai manqué de quelques minutes. Ce que j'aurais aimé que le téléphone sonne plus tôt ce matin-là!

Je ne savais plus quoi faire. Appeler qui, avertir qui? Je me suis approchée de ton voisin de chambre; il était encore couché. «Vous venez de perdre un gros morceau», me dit-il. Je pleurais. Je lui ai pris la main. «Oui, donnez-moi une bise, s'il vous plaît.» Il m'a embrassé la joue. J'avais besoin de quelqu'un, d'une présence avec moi, avec nous, puisque je te sentais encore présent, papa. Ton visage était calme, serein, tes mains n'étaient pas crispées; pas de larmes sur tes joues, pas d'écume à ta bouche. J'ai allumé le petit lampion que l'on avait un jour ramené ensemble de la chapelle. J'ai approché ta plante, allumé la radio sur une musique douce et calme, et j'ai prié un moment. *Seigneur, accueille mon père, reçois-le dans la lumière et dans l'amour.* Papa, tu m'avais dit avant-hier: «Ne viens pas demain, tu m'appelleras.» Bousculée et fatiguée, je me suis assoupie en soirée. Vu l'heure tardive, j'ai reporté le coup de téléphone à ce matin. Voilà. Je ne t'ai pas parlé et ne pourrai plus te parler. Pardonne-moi! La dernière personne à qui tu auras parlé, c'est maman, et de cela je suis contente. Au téléphone, j'aimais ta voix douce des derniers mois: «Fais attention à toi, mon loup.» Jamais tu ne m'avais appelée comme ça.

Dans ma tête, les images, les souvenirs et les paroles défilaient comme dans un film... Mon cœur avait mal, très mal. Je me suis ressaisie. Il me fallait annoncer la nouvelle à la famille. Moments très difficiles à vivre.

Un peu plus tard, alors que nous, les proches, étions rassemblés autour de toi, papa, il nous fallait penser partir, te saluer, te dire au revoir. On reportait l'instant du départ, on étirait le temps. Te laisser là, seul sur ton lit, immobile, tout pâle et déjà tout froid. Partir sans recevoir mon petit bec. Tu ne te lèveras pas pour m'accompagner vers la porte de ta chambre, me disant: «Qu'est-ce que je voulais donc te demander?», prétexte pour me retenir, ou encore: «Attends, je vais aller à la toilette avant que tu partes.» Non, tu vas rester là, sans bouger, seul, étendu sur ton lit et moi, et nous, on va repartir... seuls de notre côté. Au revoir, papa. J'ai soulevé ta tête et je t'ai serré dans mes bras; je t'ai embrassé comme j'aurais tellement aimé le faire avant que tu meures.

À cette époque, j'animais une émission radiophonique intitulée *Au-delà de la maladie*, une émission de partage, de ressourcement et de réflexion. Mon père en était un fidèle auditeur hebdomadaire. Assis à son fauteuil, il était, m'a-t-on dit, imperturbable lorsqu'il écoutait sa fille avec fierté. Il est décédé le mardi et l'émission devait être diffusée en direct le mercredi. Qu'est-ce que j'allais faire ce mercredi, le lendemain de son décès? Serais-je même capable de parler en ondes? Ne pas faire d'émission, faire une émission et ne pas en parler ou faire l'émission et le mentionner? C'était ma question et celle de mes proches. Ma première réaction fut: non, je n'en parle pas. Mais le cœur, lui, voulait dire et partager, le cœur avait besoin d'être près de ses auditeurs fidèles. Je me suis accordé un temps de réflexion dans le silence. Je tenais vraiment à faire mon émission. Il s'agissait d'une émission de cœur, aux couleurs du vécu quotidien. Impossible pour moi de passer outre. Le décès de mon père, j'en parlerais et plus encore, j'en ferais une émission spéciale intitulée *Pour toi papa*. C'était maintenant clair.

Une émission préparée dans le cœur plutôt que sur papier, une émission à la feuille de route très légère. *Pour toi papa* allait être une grande prière, un grand hommage et une grande envolée enveloppés des musiques préférées de mon père. «J'ai besoin que l'on fasse équipe de façon particulière», ai-je dit au technicien à la mise en ondes, avant d'entrer en studio. Il me voyait très émue. Sa présence et son regard complices durant l'émission m'ont été un support précieux. Confiante, j'avais demandé à papa de m'aider. Quelques secondes avant l'ouverture de l'émission, je me suis recueillie seule devant mon micro. Tout à coup, j'ai eu peur de ne pas être capable. Le cœur fragile, j'ai tourné mon regard vers l'extérieur, du côté du soleil, de la lumière. Une belle mouette toute blanche s'est approchée de la fenêtre, d'un vol très lent. À cet instant, j'ai compris que j'aurais la force de faire l'émission. Je venais de recevoir mon clin d'œil de papa. En ondes, j'ai lu les quelques lignes que j'avais écrites spontanément tôt le matin.

Il y a quelques heures,
  tu m'attendais assis à ton fauteuil,
    tu tenais à ce que je boive une gorgée du café
    que je t'avais apporté,
  tu t'accrochais à mon bras comme si tu avais voulu
    qu'il te donne l'énergie qui te manquait,
  tu taquinais l'infirmière qui te saluait,
    tu me répétais fièrement que l'on t'avait dit
    que tu étais beau,
  tu souriais de plaisir d'avoir un journal du jour
    entre tes mains,
  tu m'as demandé: «L'aimes-tu, ton père?»,
  tu m'as dit «Ne viens pas demain, repose-toi.»

Depuis quelques heures,
  ton fauteuil est vide,
  ton journal est resté là,
  la tasse de café encore déposée sur ta table de chevet,
  tu souris et tu es beau... sur les photos du mur
    de ta chambre.
Depuis quelques heures,
  mon bras est lourd de ton absence,
  ma main cherche ta main,
  tu n'est plus là, papa, à ton fauteuil ou à mon bras.
Depuis quelques heures,
  des mots résonnent au fond de moi:
  «Je t'aime, papa, et parce que je t'aime,
  j'accepte, malgré la peine, que ton fauteuil
    soit vide aujourd'hui».

J'ai été capable de lire ces mots avec mon cœur, la voix un peu tremblante par moments. C'était correct; j'acceptais de partager sur les ondes l'intensité de ce que je vivais. Ce fut la plus belle et la plus vraie de toutes mes émissions diffusées. Ce vécu m'a confirmé à quel point *les grandes secousses de la vie nous font découvrir et apprivoiser les forces insoupçonnées qui nous habitent.*

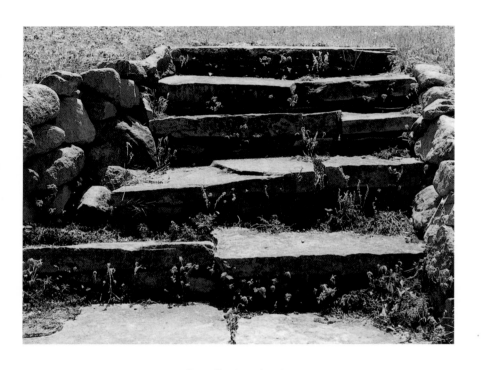

Grandir dans la vie,
c'est franchir les marches
les unes après les autres
et accepter qu'il y ait un jour…
une dernière marche.

Vais-je avoir le temps?

En regardant, avec amusement et curiosité,
les oiseaux qui viennent se nourrir dans leur mangeoire,
une question m'est venue à l'esprit:
«Vais-je avoir le temps?»

Vais-je avoir le temps...
d'écrire tout ce que je voudrais écrire,
de dire tout ce que je voudrais dire,
de vivre tout ce que j'aimerais vivre?

Vais-je avoir le temps...
de terminer mon grand ménage extérieur et... intérieur,
de mettre de l'ordre dans tout ce qui m'entoure,
de régler tout ce que j'ai à régler?

Vais-je avoir le temps, surtout,
de voir mes enfants jeunes adultes,
de les accompagner sur le sentier de leur vie d'adulte,
de les voir réjouis d'être parents,
de prendre mes petits-enfants dans mes bras?

Vais-je avoir le temps aussi...
de rencontrer tous ceux que j'aime,
    ceux qui ont donné et qui donnent un sens à ma vie,
de voir tout ce que j'aimerais voir, ici et ailleurs?

Vais-je avoir le temps
de prendre le temps,
de prendre le temps d'arrêter et de rêver
à tout ce que je souhaiterais, certes,
mais aussi et surtout à tout ce qui est?

Ce matin, j'ai pris le temps, si court fût-il,
    de prendre le temps,
    de réaliser pleinement
    que tout ce qui est du futur n'est pas encore,

mais se dessine et se vit,
en rêve et en projet du cœur,
à la seconde de maintenant!

La dernière valise

Les heures passent, les jours filent.
Le présent se conjugue presque déjà au passé
tellement demain est incertain.
Tu sens que ton voyage ici-bas tire à sa fin.
Tu fais ton ménage, ton dernier ménage.
Tu donnes, tu répartis, tu indiques des notes.
Tu prépares, avec un amour particulier,
    un colis pour chacun de tes enfants:
c'est ce qu'il y a de plus important pour toi.

Et tu prépares ta valise,
celle qui t'accompagnera
à l'unité des soins palliatifs.
Que met-on dans sa dernière valise?

On a enregistré tes messages de vie,
tes messages d'amour,
les semences de ta vie,
les messages de ton passage ici-bas;
on les a enveloppés de musique et de douceur
et ils seront lancés dans l'univers
comme des oiseaux messagers.
Tes messages resteront gravés dans nos mémoires
et ils franchiront la barrière du temps.

«Je ne me suis jamais pratiquée à mourir,
c'est la première fois!», dis-tu.
Ton cœur et ton âme se laissent bercer
par cette réalité.

Tu t'abandonnes comme une enfant
et tu fais confiance.

«Je retourne à la maison du Père.»
Tu le dis et tu le crois fermement.
L'anxiété, la peur et l'angoisse sont alors teintées
d'espoir et du réconfortant sentiment
d'être attendue de l'autre côté de cette vie,
dans l'amour et dans la lumière!

UNE IMAGE D'ÉTERNITÉ

Le soleil de fin d'après-midi de janvier
pénétrait par les nombreuses fenêtres de ta chambre.
Aucun bruit de l'extérieur.
Je me suis avancée tout doucement:
personne dans le lit.
Et là, je vous ai aperçus!
Un tableau, une image
que je ne pourrai oublier.
Assis côte à côte,
vous vous teniez la main
et vous dormiez.
J'ai eu la sensation
d'une image d'éternité,
d'un tableau d'éternité.
Tu avais ton masque à oxygène.
Il t'aidait possiblement un peu,
mais l'oxygène dont ton cœur avait besoin
t'était donné par l'amour qui vous unissait.
Plus rien autour de vous,
rien, dénudés de tout,
sauf de l'amour.
Possiblement plus de projets à deux:

une séparation qui approche,
mais l'amour vous unit.
Vous êtes ici dans la chambre;
ce temps précieux vous appartient.
Vos enfants sont à la maison.
Vous vivez l'amour dans sa plus simple expression,
l'amour dans son état le plus vrai et le plus pur.
Votre vie à deux ici-bas s'achève,
mais votre amour, lui, durera
bien au-delà de la mort
qui bientôt vous séparera.
Dans ce tableau de vous deux
endormis main dans la main,
dans cette chambre d'hôpital ensoleillée,
il y avait une image d'éternité.

LA DERNIÈRE MARCHE

Un matin, au réveil,
tu ouvres les yeux
et tu as l'impression
de respirer la fin,
la fin de ta vie,
la fin de ton souffle.

C'est comme si,
dans le long escalier de la vie,
tu étais arrivé
à la dernière marche.

Tu voudrais être à l'avant-dernière
et non à la dernière
et après, c'est le trou,
le néant, le vide.
Tu souhaitais pourtant la lumière.

Où est-elle cette lumière
dont on a parlé?

Tu fermes les yeux;
tu sais qu'il y a une lumière.
Ton cœur et tes yeux
ne la voient pas...

Tu baisses les paupières,
sachant qu'elle viendra,
la lumière.
Ton cœur n'est pas
encore prêt
à franchir la dernière marche...

La mort de la vie t'attend;
il manque encore quelques instants...
Si tu as besoin d'une main
en attendant, je suis là...
jusqu'au moment
où tu découvriras la lumière
et franchiras seul
la dernière marche...

L'AUTRE RIVE

C'est l'après,
    de l'autre côté de la vie,
    de l'autre côté de cette vie.

C'est ce qu'on en a lu,
    entendu dire et raconté.
C'est ce qu'on s'imagine,
mais c'est surtout l'inconnu.

On parle de passage,
        d'un ailleurs,
        d'une immensité.

J'ai rêvé un jour
que cet ailleurs était aussi ici,
qu'il fallait certes franchir une étape, un passage,
que notre âme avait besoin de passer à l'autre rive,
sous une autre forme, mais qu'une fois le trajet fait,
l'autre côté était aussi bien ici.

Où va la vie?
Par-delà la vie, celle de notre corps,
se faufile et se dessine la mort.
L'approche de la mort fait germer en notre être
les semences d'une autre forme de vie,
la vie qui dure,
la vie qui est amour universel et divin.

Pendant que notre corps part à la dérive...
notre âme, elle, se réfugie sur... l'autre rive.

L'ÉTOILE DE LA VIE

Où est la vie,
passe la mort...
Par-delà le soleil,
se lève la nuit...
Dans un ciel étoilé,
on se retrouve nez à nez
avec notre étoile,
celle qui nous conduira
de l'autre côté de la vie,
de l'autre côté de la vie d'ici.

Comme un enfant sur le bord d'un tremplin,
on doit accepter d'aller en avant,
accepter de franchir le dernier pas
qui nous donnera accès

à quelque chose de différent,
à quelque chose d'inconnu certes,
mais à quelque chose de nouveau,
                    de beau,
                    de grand...

Quand le corps ne peut plus,
quand le cœur ne bat plus
  au rythme de la vie,
quand l'âme souffre d'avoir mal et
                    de vivre mal,
alors, tout doucement, notre étoile
sait que l'heure est venue
et elle vient nous cueillir
pour le voyage,
pour le grand voyage,
      le voyage vers la lumière,
            la lumière qui éclaire,
                    qui réchauffe
                    et qui dure éternellement.

L'IMPARFAIT

Hier encore, on parlait de toi au présent.
Du moment où ton présent s'est arrêté
et où l'horloge de ton corps a cessé de fonctionner,
on a dû changer le temps du verbe:
tu es devenue à l'*imparfait*.

On a peine à y croire, ce n'est pas possible.
Hier encore, tu étais au *présent*.
Ce matin, on dit de toi:
«Tu étais», «elle était», «elle avait», «elle aimait»...

Le temps, quand on est vivant, on court après.
On survole le présent.

On vit dans le futur de demain,
on rêve à demain,
on prévoit pour demain,
on planifie pour demain.
Aujourd'hui est le tremplin de la journée de demain.

Le temps s'est arrêté brutalement de tourner pour toi
et tout à coup, on revit le passé,
ton passé, ton vécu,
tout ce que tu as été,
tout ce que tu nous a laissé.
On revient en arrière,
on rembobine le film de ta vie.

Notre demain nous fait mal sans toi,
notre demain nous semble avoir peu de sens sans toi.
Hier tu vivais.
Aujourd'hui tu es partie.
Demain on se rappellera de toi.

Curieusement, c'est aussi depuis que tu es partie
que tu es tellement avec nous,
    dans le présent de nos cœurs,
    dans le présent de nos vies.
Il fallait possiblement que l'on dise de toi «elle était»,
        pour que nos cœurs se mettent à vivre
        à l'heure du présent.

LA CLAIRIÈRE

Quelle est ta vie,
quel est ton chemin…?
Quel chemin est tracé devant toi?
Acceptes-tu de le prendre?
Tu peux choisir de passer à côté
sur les roches, sur la terre…

Oui! C'est plus dur encore,
mais ça mène au même endroit,
à une douce clairière
au gazon vert tendre,
une clairière où il ne fait jamais nuit,
parce que les âmes d'amour et de vie qui l'habitent,
l'éclairent tout juste assez
pour continuer de la voir et de dire...
«Qu'elle est belle cette clairière de la vie,
de la fin de la vie terrestre
et de l'envolée vers la vie de lumière!»

C'est la clairière de *l'envol*, de *l'envolée*...
Beaucoup d'âmes y sont venues
        et y sont passées, puis se sont envolées...
Les oiseaux aiment venir s'y reposer et y chanter.
Il y fait bon, plus chaud qu'ailleurs;
    c'est une oasis de tranquillité, de douceur et de chaleur.
On peut s'y étendre sur le sol, sur les herbes;
    il y a des fleurs sauvages par moments.
Quand la neige la recouvre d'un tapis blanc,
    c'est pour mieux y accueillir les corps,
    les corps changeant, les corps qui passent,
    qui s'en vont vers la lumière...
C'est une clairière d'envol vers la lumière,
vers la suite de la vie, vers la grande vie.
Elle est située en haut d'une colline,
    dans la montagne en fait;
    de tous les côtés, c'est la forêt,
    tous les chemins du coin arrivent à cette clairière.

C'est peut-être de cette clairière
    que toi aussi tu t'envoleras vers la lumière
    et si tu le veux, je te tiendrai la main
    jusqu'à la dernière seconde,
    aussi longtemps que tu auras besoin de moi
    pour être avec toi, pour t'accompagner, pour t'aimer.

En route vers la lumière, ensemble, et puis,
quand ta main se réchauffera au feu de la nouvelle vie,
que tes yeux verront la lumière,
que tes larmes de tristesse et de douleur
tomberont sur le sol de la clairière
et brilleront au soleil levant,
tu me lâcheras la main,
parce que tu auras trouvé
et ton cœur ne pleurera plus.
Il me sourira et je comprendrai!

ÉCOUTER LE SILENCE

«Écoute le silence», dit-on aux enfants!
«Le silence est d'or», disait mon père!

Le silence est repos et douceur;
le silence offre une pause pour le cœur et l'âme,
il enveloppe les mots souvent trop durs et trop crus,
il précède la naissance de l'enfant,
tout comme il s'installe souvent quelques instants avant la mort.

D'une part, il rend lourde l'absence de celui que l'on aimait et qui
    n'est plus;
d'autre part, le silence nous met en union et en communion
avec celui ou celle qui ne nous entend plus avec ses oreilles,
mais avec son âme et son cœur!

Devant la mort...

Les mots... assurance, contrôle, échéancier et performance
   n'ont plus de sens.

Les mots... silence, aujourd'hui, amour et abandon
   prennent tout leur sens.

Face à la mort, les réalités changent,
               les priorités changent,
               les mots changent...

Face à la mort, l'assurance devient... abandon,
               le contrôle devient... lâcher prise,
               l'échéancier devient... aujourd'hui,
               la performance devient... égalité,
               le pouvoir devient... sensibilité,
               la richesse devient... partage,
               le profit devient... gratuité,
               la compétition devient... compassion,
               le statut devient... authenticité,
               la complexité devient... simplicité.

Devant la mort, tout se conjugue enfin *au présent du cœur*
                              et de l'amour!

Toi aussi Jésus

Dis, Jésus, tu as été un enfant.
As-tu couru, sauté et joué avec tes copains?
Ton cœur de bambin voulait-il construire quelque chose de
différent?
Tu as vu la route en avant; tu souriais à la vie.
Ton cœur d'adolescent avait-il des rêves, des projets?

Toi aussi, Jésus, tu t'es ouvert les yeux sur le monde autour de toi:
  tu as vu le beau et le grand de l'homme,
  tu as voulu croire à l'amour,
  tu as parlé d'amour;
  tu ne vivais que par l'amour que tu répandais
  autour de toi,
  ton message en était un d'amour.

Mais dis, Jésus, as-tu eu tous les sourires dont ton cœur avait besoin?
  as-tu reçu tout l'amour dont tu avais besoin?
  as-tu eu toute l'attention, toute la douceur et
    toute la tendresse dont tu avais besoin,
  toi l'Homme-homme, toi l'Homme-Dieu?
Aujourd'hui, je me pose ces questions
  parce que tout à coup j'ai un doute.

Tu as connu la solitude,
  le lourd fardeau de ta mission,
  le jugement et la haine des hommes,
  la condamnation à mort par des hommes.

Mais dis, Jésus,
    as-tu été découragé par moments,
    as-tu regretté d'avoir tant aimé ceux qui,
    un peu plus tard, allaient te condamner?

Tu as connu le chemin qui mène à la mort,
    seul sur une route puis sur une croix;
    personne pour te tenir la main,
    personne pour t'éponger le front,
    personne pour te murmurer «pars en paix»,
    personne pour te dire «je t'aime»,
    personne pour te dire «merci pour ton amitié,
              merci pour ton amour,
              merci pour tout...»
Dis, Jésus, dis...
J'ai une envie folle de te prendre dans mes bras
et de te serrer fort, fort.
Dis, Jésus, est-ce que je peux?

Avant de tourner la page...

La réalité de la mort nous fige intérieurement et ne nous laisse pas indifférents. Puis, on enveloppe cette peur et on la dépose dans un coin de notre cœur jusqu'au jour où... la vie nous confronte personnellement.

Accepter qu'il y ait un jour une dernière marche, c'est aussi accepter que notre vie est un pèlerinage, qu'elle a un début et qu'elle aura une fin ici-bas. La mort fait partie de la vie et, curieusement, c'est en apprivoisant la réalité de la mort autour de nous que nous pourrons possiblement mieux apprivoiser notre propre mort et même mieux vivre notre vie.

Il y a aussi les deuils au quotidien, les deuils avant la mort: c'est la rupture, la séparation, la perte de forces physiques ou d'autonomie, la perte d'un être cher et quoi encore?

Mourir est une chose, se préparer à mourir en est une autre; le cœur qui le souhaite ou le peut sera en mesure de s'y préparer. Revoir, dire, demander pardon, pardonner et fermer une boucle s'avèrent des marches qui précèdent la dernière marche.

Il nous faut cependant garder à l'esprit que la mort nous attend, c'est vrai; elle est là en avant pour chacun d'entre nous. La vie, elle, ne nous attend pas; elle est là aujourd'hui et maintenant.

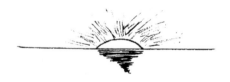

Chapitre 9

Et puis après?

L'héritage spirituel

Il a laissé en héritage... On parle alors habituellement de biens matériels, de ce qu'on laisse derrière soi lorsqu'on part pour le grand voyage sans bagage. Mais l'héritage dont il est ici question ne se pèse pas, ne se calcule pas, ne se comptabilise pas, mais peut rapporter beaucoup à ceux qui restent. C'est l'héritage du cœur, l'héritage spirituel, l'héritage d'amour. Si je mourais aujourd'hui, à l'instant, quelle trace de mon passage laisserais-je? Que resterait-il de moi à ceux que j'ai aimés et que j'aime? Quelles semences, quel grain de sable vais-je déposer dans l'histoire de l'univers? C'est en côtoyant de plus près la réalité de la mort que la notion d'héritage spirituel m'a questionnée et de plus en plus interpellée.

La mort peut survenir subitement lors de la manifestation d'un problème cardiaque ou à la suite d'un accident, par exemple. La mort, dans un contexte de cancer ou de maladie chronique, peut être prévisible dans un futur plus ou moins proche. Cependant, pour la majorité des gens qui se considèrent en santé, la mort demeure une réalité lointaine. On sait qu'*un jour ce sera notre tour*, mais on ne veut pas trop y penser. La vie se poursuivra et se perpétuera au-delà de moi, d'où l'importance d'y laisser des racines qui continueront de grandir et de se développer. C'est l'héritage spirituel, l'héritage d'amour. Agathe, Julie,

Solange, Henri, Yvonne et tant d'autres m'ont beaucoup appris sur l'héritage spirituel. Par leur exemple, ils m'ont enseigné que le grand voyage se prépare avant le décollage et que l'amour demeure le plus bel héritage. On puise dans notre passé et dans notre présent pour préparer l'héritage qui alimentera les autres en amour pour le futur.

Fidèle auditrice de l'émission *Au-delà de la maladie* que j'animais, Agathe avait communiqué avec moi; nous nous étions rencontrées et sommes devenues des amies. Elle espérait bien un miracle, mais réalisait que l'évolution de sa maladie était très rapide. Bientôt elle devrait quitter son appartement; je l'ai accompagnée le jour où elle a voulu visiter les soins palliatifs et y faire elle-même son admission. Je l'accompagnais également pour faire des courses, régler différentes choses, distribuer ses biens. Chaque objet remis à l'un ou à l'autre avait une signification précise. Très affaiblie, elle m'accompagnait au mont Royal; alors que je faisais mon jogging, elle méditait près de la croix. Qu'il était bon l'énorme cornet de crème glacée molle savouré après une série de courses! Où trouvait-elle encore de l'énergie, elle si malade? Qu'il fut particulier notre pique-nique de novembre dans un parc qu'elle affectionnait beaucoup. Elle avait peine à marcher en s'appuyant sur son fauteuil roulant, mais tenait à s'y promener une dernière fois. Agathe souhaitait être à temps, être toute prête pour sa mort. Son héritage d'amour se concrétisa, entre autres, de trois façons très réfléchies et personnelles. Elle a planifié et organisé une grande fête réunissant sa famille et ses amis. Par une soirée ensoleillée du mois d'août, la joie était au rendez-vous, même si chacun savait la gravité de l'état de santé d'Agathe. La photo du groupe autour d'elle se retrouve aujourd'hui dans plusieurs albums souvenirs et prend tout un sens. Agathe a tenu à préparer, avec beaucoup d'amour, des boîtes souvenirs pour chacun de ses enfants: des réflexions, du courrier, un jouet d'enfance, une cassette, plein de clins d'œil pour le lendemain sans elle.

Je l'ai invitée à enregistrer une émission radiophonique: elle a alors livré son testament spirituel, heureuse de savoir que le message de son cœur serait gravé sur ruban. Cet enregistrement fut mis en ondes après son décès. Quel impact pour les auditeurs de savoir que celle qu'ils entendaient n'y était plus, mais que son message, lui, demeurait bien vivant. C'est ça, l'héritage spirituel.

Julie avait 26 ans; nous nous étions rencontrées à plusieurs reprises et avions beaucoup discuté. Un jour d'été, nous avions échangé des plantes. Julie n'est plus. Voilà six ans que je salue chaque jour sa plante pleine de vie. C'est ma plus belle. Elle s'est merveilleusement épanouie.

L'idée de l'héritage spirituel ne fait pas mourir, au contraire. Faut-il nécessairement être gravement malade ou avoir côtoyé la mort pour s'y attarder? Ça favorise possiblement le questionnement. Il suffit alors de donner un oui en dedans, de faire un bilan intérieur, de laisser émerger l'essentiel de notre message de vie et d'amour. Les modalités et le comment se préciseront d'eux-mêmes. Cette idée m'a beaucoup intriguée, particulièrement ces dernières années. Je sème mon héritage spirituel ici, maintenant et au fil des mois et des années. J'y pense, je le crée et je lui donne un sens.

Ce sont des textes écrits et publiés dans différents bulletins et différentes revues.

C'est mon journal que j'ai ouvert et qui constitue le cœur d'une brochure intitulée *Je reprends mon souffle*, s'adressant aux personnes vivant la réalité du cancer.

C'est le texte *Les saisons de la maladie*, devenu mon *texte papillon*, un texte que je remets lors des différentes rencontres pour que chacun le donne à la personne que son cœur et son intuition lui indiqueront. Des milliers de copies de ce texte circulent à droite et à gauche.

C'est le calendrier annuel de photos et de pensées qui est accroché sur le mur de parents, d'amis en santé et d'amis malades, depuis maintenant six ans. J'ai un sourire intérieur à chaque mois de décembre, me doutant bien que plusieurs calendriers se retrouveront, une fois l'année terminée, sur une étagère ou dans un classeur. Qui sait si un jour, une personne trouvera, en vidant un classeur, une photo ou une réflexion qui lui sera précieuse à ce moment-là.

C'est le montage vidéo réalisé à l'occasion de mon cinquantième anniversaire et qui demeurera une histoire de vie, un message d'amour et de vie pour mes enfants et, je l'espère, pour mes petits-enfants.

Ce sont les petites épinglettes de colombe blanche que je donne à des amis malades et autres amis comme une présence, un encouragement, un espoir, un signe d'amitié et d'union entre nous. Plusieurs de ces personnes sont maintenant décédées. Les colombes blanches de ces personnes décédées demeurent peut-être un symbole vivant pour les familles.

C'est le bébé chêne que mon fils Guillaume a un jour planté, alors qu'il avait douze ans. J'ai tenu à mettre une petite pelletée de terre symbolique. Guillaume fait aujourd'hui 1,85 m; le chêne, lui, fait près de 2,5 m. Ce jour-là, on a planté ensemble la vie; elle a pris racine et se poursuivra.

C'est d'avoir participé au vingtième marathon de l'espoir de Terry Fox et d'avoir regroupé autour de moi vingt personnes pour souligner mon propre vingtième anniversaire de survie à l'épisode de la maladie de Hodgkin. C'est d'avoir accepté, ce jour-là, de prendre le micro et d'adresser la parole à plusieurs centaines de participants avant le moment du départ, bien consciente que j'apportais ainsi ma petite contribution à l'héritage spirituel de Terry Fox et que je marquais d'une pierre blanche mon histoire et celle des autres participants.

C'est le présent livre que j'ai voulu écrire pour y raconter, y déposer et y fixer des mots du cœur, de mon cœur. Il m'arrive de rêver qu'un jour, dans trois ou quatre générations d'ici, une personne peut-être profondément blessée dans son cœur sortira le bouquin de la poussière d'un grenier, l'ouvrira et y trouvera une présence bien au-delà des années, bien au-delà de moi et de ma vie.

C'est tout ça, pour moi, l'héritage spirituel. Depuis que je me suis arrêtée et que je n'ai plus peur d'y penser, la notion d'héritage spirituel a ajouté un nouveau sens à ma vie. Curieux, direz-vous? Pas si curieux que ça. Il suffit de laisser porter notre cœur par une seule question: *Et puis après... moi?*

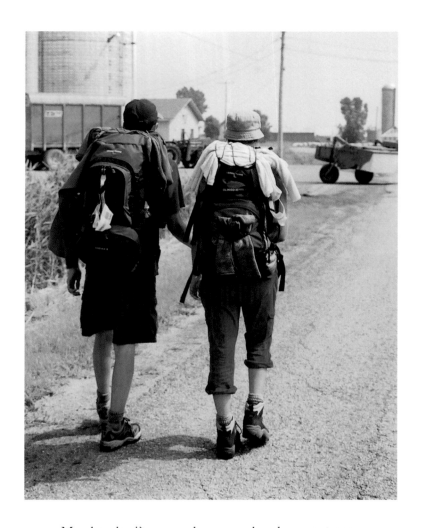

Marcher derrière vous deux, marcher dans vos traces.
Je vous regarde avancer, votre bagage sur le dos,
riant et chantant comme deux jeunes enfants.
Je vous regarde aller
et je suis heureuse
de vous avoir mis sur la route de la vie.
Votre pas est plus rapide et plus solide que le mien…
c'est ça la vie!
Je continue de marcher, pas après pas…
le cœur plein d'amour.

J'AURAIS ENVIE

Aujourd'hui,
j'aurais envie de te faire une surprise...
juste pour te faire plaisir.

J'irais te rejoindre
au centre hospitalier.
Je te trouverais assis sagement à ton fauteuil,
appuyé sur ton bras
et le regard jongleur fixant le sol.
Je me pointerais sans m'annoncer
et je te dirais:
«Viens, je t'emmène, on sort.»
Tu serais tout énervé, tout bousculé,
me rétorquant que tu es fatigué
ou qu'il est trop tard,
que ça n'a pas de bon sens.
J'insisterais un peu.
Je sentirais que ça te tente, dans le fond,
mais que tu veux juste te faire prier un peu.
Je jouerais le jeu.
L'infirmière arriverait.
Je lui dirais que je te sors.
Elle dirait, avec un grand sourire,
que tu es chanceux
et qu'il faut en profiter.
Tu n'oserais pas la contredire.
Tu me dirais:
«Bon, qu'est-ce qu'il faut que je fasse?»
Je t'aiderais à t'habiller,
te donnerais un petit coup de peigne.
Tu voudrais que l'on range quelques articles,
me demanderais:
«Qu'est-ce qu'il faut que j'apporte?
Où est-ce que l'on s'en va?»

Je te répondrais que c'est une surprise.
Tranquillement, dans le long corridor,
tu me prendrais le bras,
me donnant quasiment l'impression de te traîner.
Malgré ta difficulté à marcher et à voir,
un brin de fierté et une joie particulière t'animeraient
et feraient un peu trembler ta voix
lorsque tu répondrais au préposé te saluant.

Et l'on partirait ensemble,
revoir la maison de ton enfance.
Tu me poserais des questions
pour que je te décrive tout,
parce que tes yeux ne voient plus les détails.
Et là, la mémoire des années passées
t'habiterait tout entier.
Je t'offrirais ensuite d'aller où tu veux:
chapelle, église, maison, banque,
Vieux-Port, mont Royal
et même cimetière familial.
Tu revivrais le livre de ta vie,
de tes intérêts, de ton quotidien
et de tes sorties de toutes ces années.
Je me laisserais guider par tes réflexions
et je t'accompagnerais dans ce pèlerinage de ta vie.
Tu me dirais: «Ça n'a pas de bon sens,
c'est assez pour aujourd'hui.»
Je sentirais ton envie et ton besoin réels
et je continuerais la route;
toi, tu continuerais de me raconter ta vie.

La journée avançant
et la fatigue s'installant,
on s'arrêterait grignoter
et prendre un café chaud ensemble.
Ta joie me réjouirait.
Tu aurais peine à y croire,

à cette journée surprise,
journée de souvenirs pour toi,
journée de joie pour moi de te voir si heureux.
Tu serais fatigué, très fatigué,
mais tellement comblé,
la mémoire, les yeux, les mains et le cœur
remplis de tous ces souvenirs
qui ont fait ta vie au quotidien,
depuis plus de 75 ans.
Aujourd'hui, papa,
je vais vivre et revivre en pensée
et dans mon cœur,
cette journée passée avec toi, un jour,
il y a de cela quelques années,
puisque tu n'y es plus.

CLIN D'ŒIL INTÉRIEUR

L'harmonie et la sérénité
se fraient un chemin
au travers de l'accumulation et
au milieu du désordre.

Chaque feuille que je prends, chaque livre,
chaque cartable, chaque chemise,
c'est une étape, c'est un souvenir d'efforts et de travail,
c'est une réalisation ou c'est un projet avorté.
Cela m'amène à avoir un regard en plongée
sur ce que fut une partie de ma vie.

Des sensations et des sentiments refont surface.
Tantôt c'est la joie, la satisfaction, et je me surprends à sourire;
tantôt c'est la frustration, le sentiment d'épuisement
    teinté de découragement et même de colère.

Mon regard d'aujourd'hui,
    sur ce passé des dernières trente années,
    a cependant quelque chose de magique.
Le recul m'amène en effet à ressentir la motivation et
    les efforts fournis,
    plutôt que la lourdeur de l'insatisfaction
    et ce, même à travers les projets difficiles ou avortés.

Et je réalise progressivement
qu'il y a eu une semence de fleur
derrière tout projet,
quel qu'en ait été le dénouement.

Au lieu de m'écraser, de me dévaloriser et de m'accabler,
je réussis maintenant à voir la petite fleur
qui, c'est vrai, a quand même réussi à pousser;
elle était malheureusement bien dissimulée
et cachée, il faut bien se le dire,
derrière la barrière des mauvaises herbes de mon orgueil.

J'ai fait, j'ai réalisé, j'ai participé.
Dans le fond, qu'est-ce qui est vraiment important?
L'essentiel,
et je le réalise vraiment aujourd'hui,
en faisant ce grand ménage,
c'est d'avoir cheminé intérieurement
à chacune des étapes durant toutes ces années
et de voir chacune des fleurs de mon jardin intérieur.

Cette pensée me donne le goût
de me faire un clin d'œil intérieur
et pourquoi pas... un petit sourire intérieur?

152

ET PUIS APRÈS?

La réalité de la fin, de notre fin, nous pèse lourd
    parce qu'elle est inconnue,
    parce qu'elle nous confronte à notre impuissance,
    parce qu'elle est question sans réponse.

Si, de l'autre côté, c'est l'inconnu,
de ce côté-ci, c'est plus clair.
De ce côté-ci de la vie,
je me pose la question:
«Et puis après, et puis après moi?»

Une fois que je n'y serai plus,
que mon corps n'y sera plus,
que restera-t-il de moi,
        de ce que j'ai été,
        de ce que j'ai dit,
        de ce que j'ai aimé,
        de ce que j'ai fait,
        de ce que j'ai vécu?

À moi de décider, de choisir et de prévoir
ce que je laisserai comme *empreinte de mon passage.*
Il y a certes les biens matériels, l'héritage matériel,
mais bien au-delà de ces choses,
quelle empreinte spirituelle est-ce que je veux laisser?
Parce que, dans le fond, l'essentiel, le vrai héritage,
c'est celui qui vient du cœur et de l'âme.

L'héritage spirituel,
        c'est le cri du cœur, le chant du cœur,
        c'est la musique de l'âme,
        c'est le credo qui renferme
            ce que je souhaite transmettre,
            ce que j'aimerais voir traverser la barrière
            des années

et celle des générations,
c'est mon grain de sable dans l'immensité de
l'histoire de l'univers.

Je puis le dire tout simplement,
je puis aussi l'écrire, le dessiner, le modeler,
l'enregistrer, le mettre en musique, le chanter.
Peu importe, l'important, c'est de laisser une trace, ma trace.

Je me mets à nu et je livre l'essentiel,
je me livre, je m'ouvre.
Je m'ouvre à mes enfants, fruits de l'amour et de mon sang;
je m'ouvre à mes proches, à ma famille,
à mes amis, à tous ceux que j'aime!
«Je veux vous dire…»
«Souvenez-vous de…»
«Si, de moi, vous ne deviez vous rappeler que d'une seule chose,
que d'un seul message, ce serait le suivant…»
C'est un peu ça, la trace de l'héritage spirituel.

Au-delà de *ma* vie, il restera *la* vie,
celle qui continue,
celle qui se poursuit, celle qui se perpétue,
et j'y aurai laissé mon souffle,
            mon grain de sable,
            ma trace,
            et surtout mon amour.

Un bouquet de fleurs… séchées

On les regarde, on les admire.
On les manipule avec douceur,
parce qu'elles sont très fragiles.
À l'instant où on les admire,
réalise-t-on tout le processus

154

qu'elles ont dû traverser
pour en arriver là... les fleurs séchées...?

Fleurs vivantes, fraîchement coupées,
elles valaient un certain prix chez le fleuriste.
Plus tard, dépourvues de leur parfum caractéristique,
les pétales, tiges et feuilles asséchés par le temps,
elles coûtent beaucoup plus cher...
Et pourtant, on les achète, on les offre,
on les garde et on les aime.
Que s'est-il passé réellement?

Les petites fleurs,
toutes débordantes de vie et imprégnées de couleurs,
    de parfum et de douceur,
avaient besoin d'eau pour vivre
et ce, depuis le premier jour de leur croissance.
Dans la nature, dans le jardin
ou à la maison,
chaque fleur recevait l'eau si vitale pour elle
et elle savait la faire circuler
jusqu'au plus profond de chacune
de ses cellules de fleur.

On les avait d'abord coupées de leur terre natale.
On a un jour décidé pour elles
qu'elles allaient devenir... des fleurs séchées.
On les a alors retirées de l'eau.
Jamais plus leur tige de fleur
ne capterait ce liquide magique
aux particules microscopiques vitales.

On les a sans doute suspendues
fleurs en bas et tige en haut,
afin d'améliorer et de faciliter
leur passage à l'état de fleurs séchées.

On les a donc laissées là;
on les a oubliées un certain temps,

le temps que chaque pétale s'assèche complètement,
au point de devenir tout léger et très friable.

Puis, un jour, on a regardé les fleurs
et on a jugé qu'elles étaient suffisamment séchées
pour être belles comme ça,
pour être déposées dans un vase
ou accrochées à un mur.

Une transformation s'était opérée au fil des jours,
toute une transformation.
Les fleurs sont en fait restées des fleurs,
mais leur apparence, leur couleur, leur poids
et leur parfum ont complètement changé.

À travers leur nouvelle apparence
et leur *nouveau vêtement,*
c'est comme si les fleurs séchées avaient retrouvé
une nouvelle vie, une seconde vie,
une nouvelle raison de... vivre!

MERCI, LES AMIS!

Une envie d'écrire,
une envie de mettre en mots
le beau et le grand
qui se vivent en dedans.
Un sentiment de paix,
de douceur et de sérénité
que j'apprécie beaucoup.
Une envie de te dire, Seigneur,
que je me sens en vie ce matin
et que c'est formidable,
que j'aime la vie qui m'habite à l'instant
et que je lui dis merci.

Je pense à mes amis partis,
à ceux et celles qui nous ont quittés,
à ceux et celles qui aimaient aussi la vie.
Je les imagine tous ce matin,
volant au-dessus de nos têtes.
Ce sont les oiseaux du matin,
les oiseaux de la vie de ce matin.
Ils nous font un clin d'œil et
un clin d'ailes.
Ils nous enveloppent de leur amour
et de leur joie sereine.
Merci, les amis!

LES SAISONS DE LA MALADIE

Ces dernières années,
les mois se sont succédé,
enveloppés de nuages de maladie.
Les étapes de la maladie
sont comme les saisons:
elles se suivent,
chacune permettant un pas
sur le chemin de la Guérison.

L'été

Saison de l'activité, du mouvement et de l'énergie.
On veut en profiter au maximum.
À l'été de ma vie,
j'étais active, pleine de projets.
Il n'y avait jamais assez d'heures
dans une journée.
Entre la maison, le boulot
et vingt-cinq autres activités,
je reprenais mon souffle

en gardant ce sourire de ceux
qui veulent être présents à tous.

Mais l'été, c'est aussi la saison
des pluies torrentielles et des ouragans.
C'est ainsi que l'ouragan de la maladie
m'a terrassée... sans aucun avertissement.
Un gros coup de foudre dans ma vie.
Je me sentais en santé;
pourtant, la maladie avait silencieusement
fait son nid en moi.
J'ai tremblé, mon cœur a eu des ratés.
Ce fut le choc, la bascule,
le coup de barre qui étouffe, qui coupe tout.

Je suis entrée dans l'automne de ma maladie.

L'automne

Saison des journées qui raccourcissent,
des feuilles multicolores qui tombent.
La nature se prépare pour le froid
et les intempéries.
À l'automne de ma maladie,
j'ai senti que la vie continuait autour de moi
et j'ai eu peur qu'elle me file entre les doigts.

J'ai eu peur de mourir:
«Non, ce n'est pas vrai,
ça ne se peut pas, c'est un mauvais rêve.»
Mes poings se sont serrés, mes mâchoires aussi.
Mes yeux se sont fermés, mes mains aussi.
J'ai crié, j'ai hurlé:
«Je suis malade. J'ai mal. J'ai peur.»
Beaucoup de larmes
sont restées bloquées en dedans.
«Pourquoi moi? Pourquoi moi encore?»

Comme les feuilles qui tombent,
je sentais tous mes projets,
tous mes rêves s'envoler.
Ma vie allait-elle devenir
une vie de pertes et de deuils
au quotidien?

Une partie de moi voulait s'isoler, hiberner...

L'hiver

La saison de la blancheur, du calme,
du silence, du nid douillet, du chemin intérieur.
C'est aussi la saison des journées très courtes,
de la poudrerie et des grands vents froids.
À l'hiver de ma maladie, j'ai eu froid,
j'ai gelé intérieurement
et la noirceur s'est installée.
«Quel est le sens de tout cela?»
«Qu'est-ce que j'ai fait de pas correct?»
Du fond de ce qui m'apparaissait
comme un grand trou noir,
j'ai posé des questions.
Amertume et déprime en dedans.
J'étais prête à marchander
avec la vie et avec le ciel pour guérir
et surtout pour rester en vie,
auprès de ceux que j'aime.
Tranquillement, jour après jour,
l'état de maladie m'avait englobée
et m'habitait.

Un beau matin où les rayons du soleil
miroitaient sur la neige blanche,
il m'est arrivé de me dire:
«Ce sera mieux demain.»
L'espoir renaissait.

C'est ainsi que j'ai amorcé le printemps de ma maladie.

Le printemps

Saison de la renaissance,
temps d'une énergie nouvelle,
d'un air frais qui purifie.
La vie fourmille de partout
et nous entraîne avec elle.
Au printemps de ma maladie,
j'ai réalisé la chance que j'avais
d'être encore en vie
et j'ai dit «Merci».

Comme la chenille,
j'ai accepté de vivre la transformation et
le changement, mais de l'intérieur.
J'ai accepté de continuer,
de regarder en avant,
j'ai osé dire oui à ce qui est
et à ce qui vient,
sans trop savoir ce qui vient.
J'ai accepté de vivre ma maladie
plutôt que de la subir
ou d'y survivre.

Cette graine de vie
est tout au fond de moi
et nourrie par un rayon de soleil divin.
Je la berce précieusement
et je lui souris à chaque matin.

Maintenant, je sais
que chacune des saisons de ma maladie
avait sa raison d'être.
Aujourd'hui j'en suis arrivée...
à la cinquième saison,
celle du *Je vis ma vie*.

Tomber en vie

Enfant, j'adorais jouer dehors, courir, sauter et grimper.
Que de fois je suis *tombée sur les genoux*!

Dès ma jeunesse, j'ai ressenti l'énergie nourrissante qui se dégage
lorsque descend le soleil, lorsque *tombe la nuit.*

Quelques années plus tard, un beau jour, je vivais un nouveau
sentiment:
je venais de *tomber en amour*!

À la croisée des chemins, un inconnu m'attendait: la maladie.
À 28 ans, alors que je me sentais en pleine forme,
comment avais-je pu *tomber malade?*
Les expressions communes sont bien pauvres pour décrire
mon sentiment intérieur:
tomber de haut, tomber à la renverse, tomber à genoux...

J'ai repris mon souffle, j'ai continué à avancer.
Les années passant, l'espoir renaissait,
des rêves se dessinaient à nouveau.
Dans la confiance de demain et de la vie, je suis *tombée enceinte.*
Les enfants ont grandi, deux amours d'enfants.

À un autre tournant de ma vie se cachait à nouveau
la maladie sournoise.
J'ai eu cette sensation d'une immense fragilité,
d'une énorme colère
et je me suis réfugiée au fond de moi.
Je me suis alors sentie *tomber en panne, tomber de désespoir*
et j'ai eu envie de *tout laisser tomber.*
Alors que mon corps croulait et *tombait de fatigue,*
je sentais mon âme et mon cœur *tomber en ruines,*
tomber à zéro, tomber au fond du puits,
tomber au fond du précipice.
Qu'y a-t-il en avant? J'ai eu l'impression de voir
tomber le rideau sur ma vie.

En acceptant de laisser *tomber quelques larmes,*
j'ai laissé *tomber mes armes,* mes résistances, mes barrières
et j'ai mis à découvert mes blessures profondes.
En acceptant de me laisser *tomber dans les bras de l'autre,*
sans retenue, sans censure et sans artifice,
j'ai accepté de m'ouvrir à l'aide et au support.

Faut-il attendre d'avoir fini de *tomber*
pour se relever, pour accepter de continuer d'avancer?

Enfant, je *tombais sur les genoux.*
Aujourd'hui, à 50 ans, je dépose mon sac à dos,
je lève les yeux vers le ciel, du côté du soleil.
Je *tombe à genoux,* les mains vides, le cœur ouvert,
dans la plus grande simplicité,
dans le plus grand lâcher prise
et dans le plus grand dépouillement,
et je me dis:

>«C'est peut-être ça, *tomber en vie, glisser dans la vie.*»

Avant de tourner la page...

La vie continue autour de moi, elle continue en moi et elle se continuera après, au-delà de moi. Elle se perpétuera au-delà de moi. Je puis y déposer mon grain de sable, je puis y planter la fleur de mon héritage d'amour, de mon héritage spirituel.

L'héritage spirituel, c'est la *perle* que l'on laisse et qui remplacera la *perte* qu'auront à vivre ceux que l'on aura aimés.

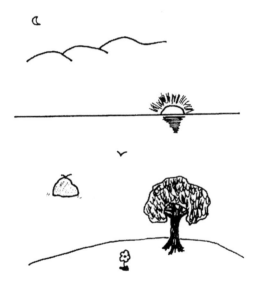

CONCLUSION

Ce 29 janvier 2002, je ne savais pas ce qui m'attendait avant la fin de la journée, *avant de tourner la page* de cette journée. Un coup de téléphone, un départ précipité, une course contre la montre pour aller te rejoindre, maman. Quelques minutes plus tard, tu te retrouves intubée, ta vie menacée par une hémorragie sous-arachnoïdienne. Tu as frôlé la mort de très près. J'ai eu un cri en dedans: «Je ne veux pas que tu partes tout de suite, maman. Je t'aime!»

8 février 2002

Tu es là, couchée, les yeux fermés, de fins tremblements sur ton menton et au bout de tes mains. Le rythme de ton cœur se voit dans ton cou, un rythme rapide, très rapide. À tes côtés, des solutés, des tubulures, des appareils et des moniteurs. On lit sur les moniteurs ton rythme cardiaque, ton électrocardiogramme, ton rythme respiratoire, ta pression intracrânienne et la saturation de ton sang. Régulièrement, le personnel te stimule et te pose des questions: «Où sommes-nous? Quel est votre nom? En quelle année sommes-nous? Quelle est la date?» Tes réponses sont variables, tantôt présentes, tantôt voilées dans le passé ou encore noyées dans la confusion. Dans les moments où tu t'éveilles, à quoi, à qui penses-tu? Tout semble tellement nébuleux. Lorsqu'ils s'ouvrent, tes yeux cherchent, scrutent, questionnent un instant, puis replongent dans l'océan de l'inconnu. Vis-tu de la tristesse, de la peine, de la peur, de l'angoisse, de l'inquiétude ou un mélange de tout cela? J'ai parfois l'impression que tu vois quelque chose que je ne vois pas, que tu fixes un écran invisible, celui où se déroule, peut-être, le film de ta vie. Est-ce possible, maman? Toutes ces années derrière toi, des années d'enfance, de jeunesse, de jeune mariée, de mère, de femme au travail, de grand-mère. Des années de difficultés, des années de crise, de soucis, mais aussi des années parsemées de joies, de petits bonheurs au quotidien, des années illuminées de moments de fierté et de satisfaction d'avoir trois grandes filles et cinq petits-enfants. Mais que s'est-il donc passé, il y a de cela quelques jours? C'est comme si le film s'était arrêté, comme si la fine pellicule du film de ta vie s'était coincée dans ta tête et dans ton cœur. Et alors, l'espace d'un instant, tout a sauté, ce fut la rupture de l'anévrisme et l'hémorragie de sang dans ton cerveau. Ce fut ensuite le plongeon dans l'univers de l'inconscience et des couloirs d'un long tunnel. Je pleure en silence. Je te veille, réagissant dès que tu ouvres les yeux pour profiter le plus possible de ces courts moments de présence. Je pose plein de petits gestes, ces gestes que tu as si souvent faits pour moi, il y a de cela tant d'années. Et puis tu t'endors, ta main déposée sur la mienne comme celle d'une enfant.

Mai 2002

Je sais que rien ne sera plus pareil, qu'il me faut *tourner la page* sur celle que tu étais avant ce 29 janvier. Je ne puis qu'être là, accueillir ton sourire, répondre à tes questions, te tenir la main, accompagner tes pas désormais hésitants et te rejoindre dans ton univers qui est dorénavant celui de l'instant présent, puisque le passé récent n'apparaît plus vraiment à ton écran. Maman, il m'arrive souvent de pleurer en silence parce que j'ai mal de cette séparation subite. J'ai parfois l'impression de vivre au quotidien un *deuil sans décès*. Quand il a trop mal, mon cœur s'accroche aux souvenirs et aux bons moments d'amour que l'on peut encore passer ensemble dans la magie de... l'instant présent.

Et la vie continue autour de moi. Les autres continuent de vivre autour de moi, autour de nous. Et les pages du grand livre de nos vies se tournent les unes après les autres. Je continue de vivre au rythme des jours, au rythme de mon cœur. La vie continue en moi, la vie est en moi. C'est la page d'aujourd'hui et dans le fond, c'est celle qui compte le plus. Il m'arrive souvent de revenir en arrière de quelques pages, puis de reprendre à aujourd'hui, le livre bien ouvert.

Avant de tourner la page...

c'est sourire à mes bons et doux souvenirs,
c'est avoir besoin de me rappeler, de revivre
    et de m'abandonner à ce qui fut,
c'est accepter de faire le bilan de ce que j'ai vécu,
c'est me dire, à un certain moment: «Ce n'est pas arrivé
pour rien; ça doit pourtant avoir un sens, même si je ne le
    vois pas actuellement.»,
c'est jeter un regard en arrière et me dire: «C'est tout ça,
    ma vie.»,
c'est accepter de faire le point sur ce que je vis et sur la
    façon dont je le vis,
c'est reconnaître que j'ai parfois peur de demain et de ce
    qui vient,
c'est prendre conscience que j'avance, que je chemine pas
    à pas, jour après jour, parfois au grand soleil, parfois à
    l'ombre,
c'est constater que j'ai peut-être besoin d'aide pour fermer
    une boucle sur ce qui fut,
c'est accepter de reprendre mon souffle avant de poursuivre,
c'est faire confiance à la vie malgré toutes ses difficultés,
c'est m'accorder un moment de répit, de repos
    et de ressourcement intérieur avant de reprendre
    la route,
c'est *passer à autre chose*, mais le faire d'une façon
    volontaire,
c'est m'imbiber de la vérité suivante:
    «Je suis unique au monde, ma route est unique au
    monde»,

c'est regarder la chenille et m'émerveiller, encore
et toujours, de ce qu'elle possède en elle
tout ce qu'il faut pour devenir un magnifique papillon.

Les yeux dans l'eau, mais le regard vers l'infini, c'est ce que l'on appelle la confiance et l'espoir. Qui sait si les larmes ainsi tombées ne feront pas éclore la plus belle rose qu'un enfant cueillera demain sur sa route.

TABLE DES MATIÈRES

Collection

VIVRE PLUS

Achevé d'imprimer
en novembre 2002
sur les presses de
Imprimerie H.L.N.

Imprimé au Canada – Printed in Canada